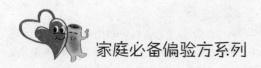

家庭必备偏验方系列

痛风偏验方

主编　梁庆伟　石

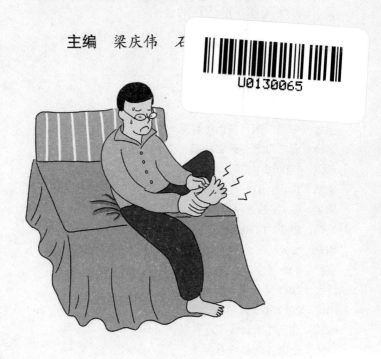

中国医药科技出版社

内 容 提 要

　　本书精选了包括内服偏验方、外用偏验方、食疗偏方在内的百余种实用的治疗痛风的中医偏验方，并在文中指导读者辨证应用，其内容全面系统，文字通俗易懂，方法科学实用，适合痛风患者及家属阅读，也可供临床医生及中医爱好者参考。

图书在版编目（CIP）数据

　　痛风偏验方 / 梁庆伟，石磊主编 . — 北京：中国医药科技出版社，2017.5

　　（家庭必备偏验方系列）

　　ISBN 978-7-5067-9153-3

　　Ⅰ．①痛…　Ⅱ．①梁…②石…　Ⅲ．①痛风—土方—汇编②痛风—验方—汇编　Ⅳ．① R289.51

　　中国版本图书馆 CIP 数据核字（2017）第 052362 号

美术编辑　陈君杞

版式设计　也　在

出版　　中国医药科技出版社

地址　　北京市海淀区文慧园北路甲 22 号

邮编　　100082

电话　　发行：010 - 62227427　邮购：010 - 62236938

网址　　www.cmstp.com

规格　　880 × 1230mm $\frac{1}{32}$

印张　　5 $\frac{3}{8}$

字数　　111 千字

版次　　2017 年 5 月第 1 版

印次　　2017 年 5 月第 1 次印刷

印刷　　北京九天众诚印刷有限公司

经销　　全国各地新华书店

书号　　ISBN 978-7-5067-9153-3

定价　　25.00 元

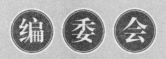

编委会

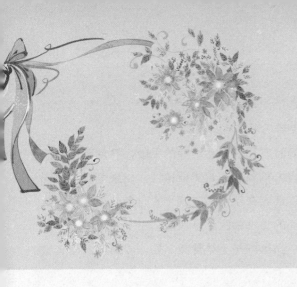

前　言

　　古人有"千方易得，一效难求"的说法。《内经》有"言病不可治者，未得其术也"。"有是病，必有是药（方）"。对于一些家庭常见疾病，一旦选对了方、用对了药，往往峰回路转，出现奇迹。

　　本丛书包括：呼吸疾病、消化疾病、糖尿病、高血压、心血管疾病、高脂血症、痛风、肝病、肾病、肿瘤、风湿性疾病、男科疾病、妇科疾病、儿科疾病、美容养生、失眠、疼痛、五官科疾病，共计18分册。每册精选古今文献中偏验方几百首，既有中药内服偏验方，又有中药外用偏验方和食疗偏方。每首偏验方适应证明确，针对性强，疗效确切，是家庭求医问药的必备参考书。

　　本套丛书引用、收集了民间流传、医家常用以及一些报刊、书籍所载的偏验方，并以中医药理论为依据，以辨证施治为原则，依托中医证型，进行分门别类，去粗存精，避免了众方杂汇、莫衷一是的弊端，使之更加贴近临床，贴近患者，贴近生活，以期达到读之能懂、学以致用、用之有效的目的。

　　本书收载了大量治疗痛风的有效中药内服偏验方、外用偏验方和食疗偏方，每方包括组成、制法用法和功效主治。其内容丰富，用料采集方便，制作介绍详细，用法明确。

需要提醒的是，偏验方只是辅助治疗的手段，并且因患者病情分型不同，治疗也会大相径庭，若辨证错误，结果可能会适得其反。所以，强烈建议读者在使用书中偏验方时务必在医生指导下使用，并且使用时间的长短由医生来决定。由于我们的水平和掌握的资料有限，书中尚存一些不尽善美之处，敬请广大读者批评指正。

编者

2016 年 10 月

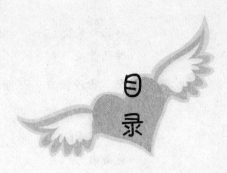

目录

第一章　高尿酸血症期　/　1

第一章 高尿酸血症期

高尿酸血症是指在正常饮食下，男性或绝经后女性非同一天两次空腹血尿酸值超过 420μmol/L、绝经前女性的血尿酸值大于360μmol/L，分为原发性高尿酸血症和继发性高尿酸血症。病理生理上，血尿酸的溶解度在 420μmol/L 以上，已达到超饱和状态，此时血尿酸极易在组织内沉积而造成痛风。因此，从临床诊断的角度出发，目前一般认为，血尿酸值超过 420μmol/L 时，即可肯定为高尿酸血症。此期的患者无痛风的临床表现，只是在血液检测时发现尿酸值超过正常。

本病发病受多种因素的影响，与遗传、性别、年龄、生活方式、饮食习惯、药物治疗和经济发展程度等有关。高尿酸血症的发生原因主要有尿酸产生过多和清除减少。中医学认为，尿酸升高的原因主要在于人体正气不足，脾肾功能失调，湿、热、痰、瘀等产物聚于体内，留滞经络而成。所以在治疗上采用清热利湿、化浊通络、消痰散结、活血化瘀为主。

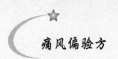

第一节　中药内服偏验方

一、湿热瘀阻型

加减除湿化瘀方

【组成】土茯苓、萆薢各15g，薏苡仁、益母草、金钱草、车前子、丹参、黄芪各10g，大黄、甘草各5g。

【制法用法】水煎服。每天2次，每日1剂。30天为1个疗程。

【功效主治】补肾泻浊，利湿化瘀。主治高尿酸血症（湿热瘀阻型）。

五苓散

【组成】川萆薢、丹参各30g，泽泻、车前子、茯苓各15g，白术10g，桂枝6g。

【制法用法】水煎服。每天2次，每日1剂。21天为1个疗程。

【功效主治】渗湿利水。主治高尿酸血症（湿浊内蕴型）。

泻浊通痹方

【组成】薏苡仁30g，牛膝10g，鸡血藤、泽泻各13g，土茯苓、秦皮各9g。

【制法用法】上药经煎煮、浓缩、干燥、粉碎制成颗粒剂，每袋12g。每次1袋，每日2次。

【功效主治】清热利湿，泻浊通络。主治高尿酸血症（风湿郁热型）。

除湿化瘀方

【组成】土茯苓 15g，萆薢、薏苡仁、金钱草、丹参、黄芪各 10g，甘草 5g。

【制法用法】水煎服。每天 2 次，每日 1 剂。

【功效主治】清热利湿，祛风通络。主治高尿酸血症（风湿热痹型）。

四味痛风饮

【组成】车前子 30g，百合 25g，蔓荆子 15g，蜂蜜（适量）。

【制法用法】水煎服。每天 2 次，每日 1 剂。

【功效主治】清热利湿，祛风通络。主治高尿酸血症（风湿热痹型）。

玉山痛风饮 2 号

【组成】土茯苓、金钱草各 30g，玉米须、山慈菇各 20g，茵陈 15g，猪苓 10g。

【制法用法】水煎服。每天 2 次，每日 1 剂。

【功效主治】清热利湿，祛风通络。主治高尿酸血症（风湿热痹型）。

清热化浊降酸方

【组成】黄芪 20g，川牛膝、蒲公英、土茯苓、党参各 15g，地龙、甘草、金银花各 10g。

【制法用法】水煎服。每天 2 次，每日 1 剂。2 个月为 1 个疗程。

【功效主治】清热利湿，活血通络。主治高尿酸血症（湿热瘀

阻型）。

泻浊除痹方

【组成】土茯苓 35g，萆薢、王不留行各 18g，山慈菇 15g，牛膝 10g。

【制法用法】水煎服。每天 2 次，每日 1 剂。20 天为 1 个疗程。

【功效主治】化湿清热，活血散瘀。主治高尿酸血症（湿热瘀阻型）。

清热利湿通络方

【组成】土茯苓、金钱草各 25g，地龙 15g，牛膝 10g，黄柏、苍术各 15g，甘草 5g。

【制法用法】水煎服。每天 2 次，每日 1 剂。1 个月为 1 个疗程。

【功效主治】清热利湿，宣痹通络。主治高尿酸血症（湿热瘀阻型）。

热痹消颗粒冲剂

【组成】萆薢、黄柏、土茯苓各 30g，秦皮、泽泻各 20g。

【制法用法】上药经煎煮、浓缩、干燥、粉碎，制成颗粒剂，每包含生药量 60g。每次 1 包，每日 3 次，温开水冲服，治疗 1 个月后停药。

【功效主治】清热除湿，通络止痛。主治高尿酸血症（湿热内蕴型）。

泽苓痛风饮

【组成】土茯苓、金钱草、玉米须各 15g，茵陈 12g，蚕沙、秦艽、泽兰、百合各9g。

【制法用法】水煎服。每天2次，每日1剂，共服用28天。

【功效主治】清热除湿，养阴通络。主治高尿酸血症（湿热内蕴型）。

二、寒湿痹阻型

健脾四妙汤

【组成】黄芪20g，薏苡仁15g，苍术、牛膝、桂枝、皂角刺、水蛭各10g，柴胡9g。

【制法用法】水煎服。每天2次，每日1剂。2个月为1个疗程。

【功效主治】滋补肝肾，益气散瘀。主治高尿酸血症（脾虚湿热夹瘀型）。

自拟补肾泻浊汤

【组成】黄芪30g，生薏苡仁20g，生地、威灵仙各15g，白术、防己、泽泻、当归各12g，川芎9g。

【制法用法】水煎服。每天2次，每日1剂。20天为1个疗程。

【功效主治】补肾泻浊，利湿化瘀。主治高尿酸血症（肾虚湿热瘀阻型）。

祛湿化瘀通络方

【组成】薏苡仁20g，土茯苓、泽泻、牛膝、秦皮、鸡血藤各10g。

【制法用法】水煎服。每天2次，每日1剂。42天为1个疗程。

【功效主治】清热祛湿，化瘀通络。主治高尿酸血症（痰瘀互阻型）。

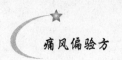

萆薢分清饮

【组成】川萆薢、益智仁、女贞子、茯苓、山萸肉各15g，石菖蒲、乌药、泽泻各10g，桂枝4g。

【制法用法】水煎服。每天2次，每日1剂。6周为1个疗程。

【功效主治】益肾除湿，活血通络。主治高尿酸血症（湿浊内蕴型）。

郁金平脂颗粒

【组成】郁金、丹参、虎杖、白术、泽泻各10g。

【制法用法】水煎服。每日1剂，分2次沸水冲服。20天为1个疗程。

【功效主治】活血化瘀，化痰除湿。主治高尿酸血症（痰湿瘀阻型）。

祛湿化瘀通络方

【组成】薏苡仁30g，土茯苓15g，鸡血藤、泽泻、秦皮、牛膝各10g。

【制法用法】水煎服。每天2次，每日1剂。45天为1个疗程。

【功效主治】祛湿化瘀，通络止痛。主治高尿酸血症（痰瘀互阻型）。

三、湿热蕴结型

薏仁灵仙汤

【组成】薏苡仁60g，威灵仙15g。

【制法用法】上药加水适量煎煮，连煎 2 次，取汁去渣，将 2 次药汁合并。每日 1 剂，分 2 次温服。

【功效主治】利湿，宣痹通络。主治高尿酸血症（湿热蕴结型）。

苍术茯苓汤

【组成】苍术 15g，茯苓 30g。

【制法用法】上药加水适量煎煮，连煎 2 次，取汁去渣，将 2 次药汁合并。每日 1 剂，分 2 次温服。

【功效主治】渗湿利水。主治高尿酸血症（湿热蕴结型）。

防己黄芪饮

【组成】防己 12g，黄芪 15g。

【制法用法】上药加水适量煎煮，连煎 2 次，取汁去渣，将 2 次药汁合并。每日 1 剂，分 2 次温服。

【功效主治】利水祛湿。主治高尿酸血症（湿热蕴结型）。

渗湿通络方

【组成】泽泻、车前子、络石藤各 15g，茯苓、生薏苡仁、川牛膝各 12g，苍术 10g。

【制法用法】上药加水适量煎煮，连煎 2 次，取汁去渣，将 2 次药汁合并。每日 1 剂，分 2 次温服。2 个月为 1 个疗程，一般治疗 1~2 个疗程。

【功效主治】渗湿通络。主治高尿酸血症（湿热蕴结型）。

防己黄芪汤

【组成】黄芪 30g，白术、山药各 15g，防己、柴胡、黄柏、

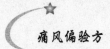

大枣各 10g，生姜 3 片。

【制法用法】上药加水适量煎煮，连煎 2 次，取汁去渣，将 2 次药汁合并。每日 1 剂，分 2 次温服。2 个月为 1 个疗程，一般治疗 1~2 个疗程。

【功效主治】祛风利湿止痛。主治高尿酸血症（湿热蕴结型）。

第二节　食疗偏方

一、粥类偏方

金银花薏苡仁粥

【组成】金银花 20g，薏苡仁 20g，芦根 30g，冬瓜子仁 20g，桃仁 10g，粳米 100g。

【制法用法】将前 5 味用冷水浸泡半小时，加水煎煮 15 分钟，去渣取汁，再与粳米一起煮成稠粥。每日 1 次。

【功效主治】清热化湿，活血化瘀。适用于高尿酸血症。

清凉薄荷粥

【组成】鲜薄荷叶 10g，鲜荷叶 20g，鲜生地黄、粳米各 100g。

【制法用法】将鲜生地黄、鲜荷叶入砂锅加水适量，大火烧沸，再用小火煮 20 分钟，去渣取汁，加入粳米一起煮成粥。另将鲜薄荷叶以沸水沏泡 5 分钟，去渣取汁 50~80ml，兑入粥中稍煮即可。每日 1 剂，分 2 次服用。7~14 天为 1 个疗程。

【功效主治】适用于高尿酸血症（湿热瘀阻型）。

菱角粥

【组成】菱角 200g，粳米 100g。

【制法用法】将菱角煮熟后去壳取肉，切碎。粳米洗净加水煮至米粒开花时，放入菱角肉粒煮成稀粥。每日 1 剂，分 2 次服用。

【功效主治】清热利湿。适用于高尿酸血症（湿热瘀阻型）。

车前草粥

【组成】车前草 30g，粳米 50g。

【制法用法】将车前草洗净，入砂锅加水适量，大火烧沸，再用小火煮 30 分钟，取汁去渣。粳米洗净，同车前草药汁一同煮粥，粥熟调味即可佐餐食用。每日 1 剂。

【功效主治】清热利尿。适用于高尿酸血症（湿热瘀阻型）。

土茯苓粥

【组成】土茯苓 30g，粳米 50g。

【制法用法】将土茯苓洗净，入砂锅加水适量，大火烧沸，再用小火煮 30 分钟，去渣取汁。粳米洗净，同土茯苓药汁一同煮粥，粥熟调味即可佐餐食用。每日 1 剂。

【功效主治】清热利湿通络。适用于高尿酸血症（湿热瘀阻型）。

金钱草桂花粥

【组成】金钱草、鲜桂花各 30g，红糖 15g，粳米 60g。

【制法用法】将金钱草、鲜桂花洗净，入砂锅加水适量，大火烧沸，再用小火煮 15 分钟，取汁去渣。粳米洗净，同上药汁一同煮粥，粥熟后加入红糖，即可佐餐食用。每日 1 剂。

【功效主治】清热利尿。适用于高尿酸血症（湿热瘀阻型）。

百合猪苓粥

【组成】猪苓 20g，鲜百合、薏苡仁各 50g，冰糖 10g。

【制法用法】鲜百合、薏苡仁淘洗干净，薏苡仁泡发。将猪苓洗净，入砂锅加水适量，大火烧沸，再用小火煮 30 分钟，取汁去渣，加入薏苡仁一起煮成粥，最后加入百合、冰糖，稍煮即可佐餐食用。每日 1 剂。

【功效主治】健脾祛湿，清热利水。适用于高尿酸血症（湿热蕴结型）。

莲子枳实粥

【组成】莲子、枳实各 30g，粳米 60g。

【制法用法】将上 3 物洗净，一同放入砂锅，加水适量，大火烧沸，小火慢熬，煮成稀粥。每日 1 剂，佐餐食用。

【功效主治】祛湿清热。适用于高尿酸血症（湿热蕴结型）。

姜苓粥

【组成】干姜 3g，土茯苓、防己各 15g，粳米 100g，冰糖适量。

【制法用法】将干姜、土茯苓、防己、粳米淘洗干净。再将前 3 物入砂锅加水适量浸泡 30 分钟，然后大火烧沸，再用小火煮 30 分钟，去渣取汁，加入粳米一起煮成粥，最后加入冰糖，稍煮即可佐餐食用。每日 1 剂。

【功效主治】祛风湿，利关节。适用于高尿酸血症（湿热蕴结型）。

赤小豆山药粥

【组成】赤小豆 60g，山药 50g，薏苡仁 25g，莲子 25g，糯米 60g，大枣 10 枚，白糖适量。

【制法用法】将前 6 物淘洗干净，一同放入锅中，加入清水适量，先用武火煮沸，再转用文火煮至原料熟烂，调入白糖稍炖即成。每日 1 次。

【功效主治】清热利湿。适用于高尿酸血症。

薏仁赤小豆粥

【组成】薏苡仁、赤小豆各 50g。

【制法用法】上 2 味加水适量煎煮至熟烂为度。每日 1 剂，分 2 次服食。

【功效主治】清热消肿，健脾利湿。主治高尿酸血症（湿热瘀阻型）。

二、汤羹偏方

当归萆薢木瓜汤

【组成】鲜生木瓜 250g，萆薢、当归各 10g，冰糖 10g。

【制法用法】先将鲜生木瓜洗净榨汁备用。再将锅中倒入 400ml 清水，放入当归、萆薢、冰糖，煮至 200ml，盛出糖水备用。然后放入鲜木瓜汁，调匀即可。每日 1 剂，分 2 次服用。

【功效主治】活血化痰，祛湿利尿。适用于高尿酸血症（痰浊

瘀阻型）。

绿豆百合荷叶汤

【组成】绿豆 100g，百合 50g，鲜荷叶 200g，冰糖适量。

【制法用法】将鲜荷叶洗净切碎，加适量水煎煮，去渣取汁，再放入洗净的绿豆、百合，一同炖烂，加入冰糖调味即成。每日 1 次。

【功效主治】清热化湿。适用于高尿酸血症（湿热痹阻型）。

茯苓山药羹

【组成】白茯苓 30g，山药 60g，红糖 30g，生粉适量。

【制法用法】将山药、茯苓共研成粗粉，放入锅中，加水煮成稠羹，用生粉勾薄芡，调入红糖，拌匀即成。每日 1 次。

【功效主治】适用于高尿酸血症。

姜归羊肉汤

【组成】干姜 3g，当归、防己各 10g，羊肉 100g，食盐、味精各适量。

【制法用法】将干姜、当归、防己、羊肉洗净。再将干姜、防己布包，与羊肉片一并入砂锅，加水适量浸泡 30 分钟，然后大火烧沸，再用小火煮 30 分钟，去药袋，加入调味品稍煮即可佐餐食用。每日 1 剂。

【功效主治】活血化瘀，温中祛湿，通利关节。适用于高尿酸血症（血瘀痰阻型）。

三、茶饮偏方

冬瓜皮饮

【组成】冬瓜皮 50g。

【制法用法】将冬瓜皮洗净，切小片，水煎取汁。代茶饮之。

【功效主治】清热利尿，利尿排泄。主治高尿酸血症（湿热瘀阻型）。

百前蜜

【组成】百合、车前子（包）各 30g，蜂蜜 10g。

【制法用法】将百合、车前子放入砂锅，加水适量煎煮，去渣，取汁 500ml，加蜂蜜调匀。每日 1 剂，分 2 次温服。

【功效主治】滋阴清热，利尿。主治高尿酸血症（湿热瘀阻型）。

四、菜肴偏方

桃仁归尾炖蹄筋

【组成】桃仁 9g，当归尾 9g，红花 6g，川芎 10g，威灵仙 9g，猪蹄筋 200g，葱、姜、精盐、鸡精、白酒各适量。

【制法用法】桃仁去皮。当归尾洗净，切成片。葱切段，姜切片。将桃仁、当归尾、红花、川芎、威灵仙放入纱布袋内，扎紧口后放入炖锅内，加入蹄筋、葱、姜、白酒，加水 800ml，置武火上烧沸，再用文火炖煮 35 分钟，调入精盐、鸡精，即可佐餐食用。

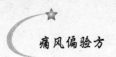

【功效主治】活血化瘀。适用于高尿酸血症。

黄柏苍术炖兔肉

【组成】黄柏 10g，苍术 9g，兔肉 200g，葱、姜、精盐、鸡精、料酒各适量。

【制法用法】将黄柏、苍术洗净，装入纱布袋内。兔肉洗净，剁成 3cm 见方的块。葱切段，姜切片。把药袋、兔肉、葱段、姜片均放入炖锅内，加入适量水，用武火烧沸，转用文火炖至肉烂熟，调味即可佐餐食用。

【功效主治】清热解毒，泻火燥湿。适用于高尿酸血症。

独活寄生炖鳗鱼

【组成】独活、桑寄生、当归、防风、秦艽、白芍、川芎、生地黄、杜仲各 10g，细辛 9g，橘心 4g，甘草 6g，茯苓 15g，人参 12g，牛膝 15g，鳗鱼 1 尾（约 1000g），葱、姜、精盐、鸡精、料酒、胡椒粉、鸡油各适量。

【制法用法】人参润透，切成片。其余药物洗净，装入纱布袋内，扎紧口。鳗鱼宰杀后，去头、尾、内脏及鳃。葱切段，姜切片。将药包、人参片、鳗鱼、葱、姜、料酒同放入炖锅内，加水 3000ml，置武火上烧沸，再用文火炖煮 30 分钟，调入精盐、鸡精、胡椒粉、鸡油，即可佐餐食用。

【功效主治】祛风胜湿，益气通络。适用于高尿酸血症。

白芷川芎炖鱼头

【组成】白芷 20g，川芎 15g，鲢鱼头 300g，葱、姜、精盐、鸡精、料酒、植物油各适量。

【制法用法】将白芷、川芎润湿，切成薄片。鱼头洗净。葱切段，姜切片。将白芷、川芎、鱼头同放入炖锅中，再放入葱、姜、精盐、鸡精、料酒、植物油，加水500ml，用武火炖25分钟，即可佐餐食用。

【功效主治】活血行气，祛风通络。适用于高尿酸血症。

牛膝熟地炖雄鸡

【组成】牛膝、熟地黄、黄芪、白芍各15g，桂枝20g，炙甘草10g，公鸡1只（约1000g），葱、姜、精盐、鸡精、料酒、胡椒粉、鸡油各适量。

【制法用法】将各味中药洗净，放入纱布袋内，扎紧口。将公鸡宰杀后，去毛、内脏及爪。葱切段，姜切片。将药包、公鸡、葱、姜、料酒同放入炖锅内，加水3000ml，置武火上烧沸，转用文火炖煮35分钟，加入精盐、鸡精、胡椒粉、鸡油，即可佐餐食用。

【功效主治】活血化瘀，祛风除湿。适用于高尿酸血症。

防风白芷炖白鸽

【组成】白芷20g，防风10g，白鸽1只（约250g），火腿肠30g，葱、姜、精盐、鸡精、料酒、胡椒粉各适量。

【制法用法】将白芷用水浸泡1夜，切成薄片。防风洗净。白鸽宰杀后，去毛、内脏及爪，切成3cm见方的块。火腿肠切成块。葱切段，姜切片。将白芷、防风、白鸽肉、葱、姜、料酒同放入锅内，加水3000ml，置武火上烧沸，再用文火炖45分钟，撒入火腿肠丁、精盐、鸡精、胡椒粉，即可佐餐食用。

【功效主治】补肾益气，祛风除湿。适用于高尿酸血症。

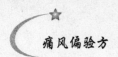

白芷羌活炖白鸭

【组成】白芷 20g，羌活 10g，鸭肉 500g，葱、姜、精盐、鸡精、料酒、胡椒粉各适量。

【制法用法】白芷用水浸泡 1 夜，切成薄片。羌活洗净。鸭肉洗净，切成块。葱切段，姜切片。将白芷、羌活、鸭肉、葱、姜、料酒同放炖锅内，加水 2500ml，置武火上烧沸，转用文火炖煮 45 分钟，调入精盐、鸡精、胡椒粉，即可佐餐食用。

【功效主治】清热利水，祛风除湿。适用于高尿酸血症。

第二章　痛风性关节炎急性期

　　痛风性关节炎急性期的特点：常于夜间突然发作，多首发于第一跖趾关节，其他关节趾、拇指、掌指关节、踝、腕、膝、肩等也可发生。关节分布可不对称，下肢多于上肢，中轴关节受累极少见。疼痛剧烈，于数小时内达高峰，明显肿胀发红，压痛明显，功能障碍。可伴有发热，高达38℃~39℃，及乏力、厌食、头痛等症状，经1~2周后症状缓解。患者多有诱发因素，如进食过多富含嘌呤的食物、大量饮酒、过度疲劳、关节局部损伤、寒冷刺激、应用利尿药、接受化疗等。

　　中医认为，痛风性关节炎急性期偏于实证，属中医"热痹""痛痹""白虎历节风"的范畴。证型多为风湿热痹型、寒湿瘀阻型、湿热瘀阻型、正虚邪实型等，其中以湿热瘀阻证最为常见。治疗原则是以清热利湿、活血通络为法，加之中药中所含的一些成分，可促进尿酸的排泄。

第一节　中药内服偏验方

一、风湿热痹型

草薢渗湿汤

【组成】川草薢 30g，薏苡仁、滑石、黄柏各 15g，牡丹皮、茯苓、泽泻各 10g，通草 6g。

【制法用法】水煎服。每天 2 次，每日 1 剂。

【功效主治】清热利湿，祛风通络。主治急性痛风性关节炎（风湿热痹型）。

白虎加桂枝汤

【组成】生石膏 30g，怀山药 20g，知母、桂枝各 10g，甘草 6g。

【制法用法】水煎服。每天 2 次，每日 1 剂。21 天为 1 个疗程。

【功效主治】清热利湿，祛风通络。主治痛风性关节炎急性发作期（风湿热痹型）。

新白虎加桂枝汤

【组成】石膏、粳米、桂枝、桑枝、土茯苓各 30g，知母、木瓜、苍术、防风各 10g，炙甘草 5g。

【制法用法】连煎 2 次，取汁 300ml。每日 1 剂，分 2 次早晚服。10 天为 1 个疗程。

【功效主治】清热通络，祛风除湿。主治急性痛风性关节炎（风湿热痹型）。

青风汤

【组成】泽泻 50g，萆薢 30g，青风藤、秦艽各 20g，白术、当归各 15g，黄柏 10g，僵蚕 9g。

【制法用法】头煎加水约 500ml，先泡 20 分钟，武火煮沸后，改小火再煮沸 30 分钟，取液约 200ml；二煎，加水约 400ml，武火煮沸后余法同一煎。两煎药汁混合后，分成 2 份。温服，每天 2 次，每日 1 剂。21 天为 1 个疗程。

【功效主治】祛风除湿，通络止痛。主治急性痛风性关节炎（风湿夹瘀热）。

二、寒湿瘀阻型

薏苡仁附子汤

【组成】薏苡仁 60g，附子（先煎）6g，木瓜 15g，牛膝 12g。

【制法用法】水煎 2 次，取汁去渣，将两次药汁合并。每日 1 剂，分 2 次温服。

【功效主治】祛风散寒，除湿止痛。主治痛风性关节炎（风寒湿痹型）。

甘草附子汤

【组成】炙甘草、制附子（先煎）各 9g，桂枝、白术各 12g。

【制法用法】上药加水适量，连煎 2 次，取汁去渣，将两次药汁合并。每日 1 剂，分 2 次温服。

【功效主治】散寒除湿，祛风止痛。主治痛风性关节炎（风寒湿痹型）。

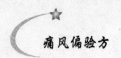

防己黄芪汤

【组成】防己、白术各 12g，黄芪 30g，生姜、大枣各 15g。

【制法用法】上药加水适量，连煎 2 次，取汁去渣，将 2 次药汁合并。每日 1 剂，分 2 次温服。

【功效主治】祛风散寒，胜湿止痛。主治痛风性关节炎（风寒湿痹型）。

甘姜苓术汤

【组成】甘草 10g，干姜 12g，茯苓 25g，白术 15g。

【制法用法】水煎 2 次，取汁去渣，将两次药汁合并。每日 1 剂，分 2 次温服。

【功效主治】温脾散寒，除湿止痛。主治痛风性关节炎（风寒湿痹型）。

防风姜枣煎

【组成】防风、生姜各 12g，羌活、当归各 9g，大枣 10 枚。

【制法用法】水煎 2 次，取汁去渣，将两次药汁合并。每日 1 剂，分 2 次温服。

【功效主治】祛风散寒，宣痹止痛。主治痛风性关节炎（风寒湿痹型）。

桂枝苡仁汤

【组成】桂枝 9g，薏苡仁 30g，苍术、牛膝各 12g。

【制法用法】水煎 2 次，取汁去渣，将两次药汁合并。每日 1 剂，分 2 次温服。

【功效主治】散寒除湿，温经止痛。主治痛风性关节炎（风寒湿痹型）。

槟藿痛风合汤

【组成】槟榔、淫羊藿各 15g，蚕沙（包煎）30g，吴茱萸 9g。

【制法用法】水煎 2 次，取汁去渣，将两次药汁合并。每日 1 剂，分 2 次温服。

【功效主治】除湿通络，蠲痹止痛。主治痛风性关节炎（风寒湿痹型）。

白术附子汤

【组成】制附子（先煎）、生姜各 9g，白术 12g，炙甘草 6g。

【制法用法】水煎 2 次，取汁去渣，将两次药汁合并。每日 1 剂，分 2 次温服。

【功效主治】散寒化湿，祛风通络。适用于痛风性关节炎（风寒湿阻型）。

乌头汤

【组成】制川乌（先煎）、白芍、麻黄（先煎）各 9g，黄芪 15g，炙甘草 6g。

【制法用法】水煎 2 次，取汁去渣，将 2 次药汁合并。每日 1 剂，分 2 次温服。

【功效主治】温经散寒，舒筋止痛。适用于痛风性关节炎（风寒湿阻型）。

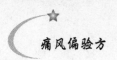

五痹汤

【组成】姜黄、羌活、白术、防己各15g，炙甘草5g，生姜10片。

【制法用法】水煎2次，取汁去渣，将两次药汁合并。每日1剂，分2次温服。

【功效主治】祛风除湿，通络止痛。适用于痛风性关节炎（风寒湿阻型）。

乳香定痛丸

【组成】苍术60g，川芎、当归、川乌各30g，丁香15g，乳香、没药各9g。

【制法用法】上药共研细末，枣泥为丸，如梧桐子大。每次6g，每日2次。亦可用饮片煎服。

【功效主治】祛除寒湿，活血止痛。适用于痛风性关节炎（风寒湿阻型）。

除湿蠲痹汤

【组成】苍术15g，白术、茯苓、羌活、泽泻、陈皮各10g，甘草3g，姜汁3匙（冲服），竹沥3匙（冲服）。

【制法用法】水煎2次，取汁去渣，将两次药汁合并。每日1剂，分2次温服。

【功效主治】利湿，通痹止痛。适用于痛风性关节炎（风寒湿阻型）。

行痹汤

【组成】秦艽、羌活、防风、续断、当归、没药、威灵仙各

9g，松节、晚蚕沙各 12g，桑枝 120g。

【制法用法】水煎 2 次，取汁去渣，将两次药汁合并。每日 1
剂，分 2 次温服。

【功效主治】祛风除湿，通经活血止痛。适用于痛风性关节
炎（风寒湿阻型）。

三、湿热瘀阻型

清热养阴除湿汤

【组成】土茯苓 20g，半枝莲 15g，金银花、连翘、虎杖、白
鲜皮、生地黄各 10g，桂枝 5g，川乌 3g。

【制法用法】上药加冷水 500ml，先浸泡 30 分钟，再用文火
煎煮 20 分钟，取汁约 250ml，待药汁凉后内服。每日 1 剂，分 2
次早晚饭后 30 分钟服用。第三煎泡洗。

【功效主治】化浊除湿，通络止痛。主治痛风性关节炎急性
期（湿热瘀阻型）。

祛瘀清热汤

【组成】当归片、桃仁、泽兰、地龙、泽泻各 10g，车前子、
秦艽、益母草、白茅根各 12g，薏苡仁 20g。

【制法用法】水煎服。每天 2 次，每日 1 剂。

【功效主治】化瘀通络止痛，清热化湿消肿。主治急性痛风
性关节炎（湿热瘀阻型）。

痛风平汤

【组成】青风藤、紫花地丁、土茯苓、萆薢、车前子各 20g，

秦艽、酒大黄各 15g，土鳖虫、黄柏各 10g。

【制法用法】水煎服。每天 2 次，每日 1 剂。7 天为 1 个疗程。

【功效主治】清热解毒，泻浊化瘀。主治痛风性关节炎急性期（热邪痹阻型）。

痛风汤

【组成】生石膏、土茯苓、忍冬藤、薏苡仁各 30g，赤芍 20g，车前草 15g，知母、甘草各 10g，全蝎 5g。

【制法用法】水煎服，每天 2 次，每日 1 剂。7 天为 1 个疗程。

【功效主治】清热利湿解毒，活血通络止痛。主治急性痛风性关节炎（湿热瘀阻型）。

清热泻浊化瘀方

【组成】土茯苓 20g，乳香、没药、草薢、丹参、车前草、大黄、威灵仙各 15g，牛膝、忍冬藤、白术各 10g。

【制法用法】水煎服。每天 2 次，每日 1 剂。

【功效主治】清热泻浊. 活血通络。主治急性痛风性关节炎（湿热瘀阻型）。

痛风安煎剂

【组成】土茯苓 45g，当归 30g，茜草、泽兰各 20g，威灵仙 15g，山慈菇、栀子各 12g，大黄（后下）9g，甘草 6g。

【制法用法】水煎服。每天 2 次，每日 1 剂。

【功效主治】清热祛湿，化瘀通络。主治急性痛风性关节炎（湿热瘀阻型）。

萆薢渗湿汤

【组成】防己 30g，泽泻 20g，黄柏、苍术、牛膝、薏苡仁各 15g，猪苓、茯苓各 12g，萆薢 9g。

【制法用法】水煎服。每天 2 次，每日 1 剂。

【功效主治】清热祛湿，解毒消肿。主治急性痛风性关节炎（湿热瘀阻型）。

木防己汤

【组成】防己、石膏各 30g，滑石、薏苡仁各 20g，杏仁 12g，桂枝、通草各 10g。

【制法用法】水煎服。每天 2 次，每日 1 剂。7 天为 1 个疗程。

【功效主治】清热利湿，通络止痛。主治急性痛风性关节炎（湿热痹阻型）。

痛风安煎剂

【组成】土茯苓、赤芍各 40g，当归 30g，茜草、泽兰各 20g，威灵仙 15g，山慈菇、栀子各 12g，甘草 6g。

【制法用法】水煎服。每天 2 次，每日 1 剂。21 天为 1 个疗程。

【功效主治】清热祛湿，通络除痹。主治急性痛风性关节炎（湿热蕴结型）。

黄连解毒汤

【组成】黄连 15g，黄芩、黄柏、白芍、赤芍各 12g，泽泻 10g，白茅根 9g，大黄 6g。

【制法用法】水煎服。每天 2 次，每日 1 剂。21 天为 1 个疗程。

【功效主治】泻热燥湿，养血凉血，缓急止痛。主治急性痛风性关节炎（湿热瘀毒型）。

慈菇三妙汤

【组成】土茯苓 30g，生薏苡仁、山慈菇各 18g，萆薢 15g，黄柏、苍术、地龙、赤芍。

【制法用法】水煎服。每天 2 次，每日 1 剂。15 天为 1 个疗程。

【功效主治】清热利湿，通络止痛。主治痛风急性关节炎期（湿热蕴结型）。

痛风速效灵

【组成】茵陈、丹参各 20g，黄柏、苍术、白术、苦参、猪苓、泽泻、桂枝、栀子各 10g。

【制法用法】水煎服。急性发作时服 1 剂，以后每 4~6 小时 1 剂。

【功效主治】清热除湿，化瘀通络。主治急性痛风性关节炎（湿热夹瘀型）。

三土汤

【组成】土茯苓、川萆薢各 30g，苍术、土牛膝各 15g，威灵仙 12g，山慈菇 10g，黄柏 9g，生甘草 6g。

【制法用法】水煎服。每天 2 次，每日 1 剂。1~2 周为 1 个疗程。

【功效主治】清热祛湿，通络除痹。主治痛风性关节炎急性发作期（湿热阻痹型）。

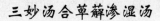

三妙汤合草薢渗湿汤

【组成】滑石30g，牛膝、川草薢、赤苓、牡丹皮、泽泻各15g，苍术、黄柏各10g，通草5g。

【制法用法】水煎服。每天2次，每日1剂。7天为1个疗程。

【功效主治】清利湿热，通络泻浊。主治急性痛风性关节炎（湿热内蕴型）。

秦柏伸筋汤

【组成】秦皮、防己、桂枝各10g，苍术、当归各12g，黄柏、伸筋草各15g，忍冬藤20g。

【制法用法】水煎服。每天2次，每日1剂。7天为1个疗程。

【功效主治】清热除湿，行血通脉。主治急性痛风性关节炎（湿热痹阻型）。

泻浊定痛汤

【组成】银花藤、车前子（包煎）各30g，土茯苓20g，虎杖15g，独活12g，威灵仙9g，龙胆草6g。

【制法用法】水煎服。每天2次，每日1剂。10天为1个疗程。

【功效主治】清化湿热，通络行痹。主治急性痛风性关节炎（湿热瘀阻型）。

痛风颗粒剂

【组成】栀子、连翘、土茯苓、草薢、川牛膝、威灵仙、山慈菇各15g，防己、地龙各10g，蚕沙6g。

【制法用法】上药经煎煮、浓缩、干燥、粉碎制成颗粒剂。

首剂 20g，以后每次 10g，每日 3 次。连用 1 周。

【功效主治】清除湿热，活血祛瘀，消肿止痛。主治急性痛风性关节炎（湿热瘀阻型）。

萆薢土茯苓汤

【组成】萆薢 30g，土茯苓 60g。

【制法用法】水煎服。每天 2 次，每日 1 剂。

【功效主治】利湿泻浊，活血通络。主治急性痛风性关节炎发作期（肝肾阴虚型）。

解毒通痹汤

【组成】黄柏、金银花、连翘各 20g，麦冬、生地、赤芍、龙胆草、白芷各 15g，甘草 10g。

【制法用法】水煎服。每天 2 次，每日 1 剂。21 天为 1 个疗程。

【功效主治】清热解毒，消肿散结。主治急性痛风性关节炎急性期（风湿热痹型）。

痛风汤

【组成】土茯苓 30g，秦皮 15g，山慈菇、益智仁、槐角各 10g。

【制法用法】水煎服。每天 2 次，每日 1 剂。

【功效主治】利湿祛毒。主治急性痛风性关节炎（湿毒内蕴型）。

土苓痛风汤

【组成】土茯苓、玉米须各 30g，萆薢 20g，当归、汉防己、桃仁泥、僵蚕、甘草各 10g。

【制法用法】水煎服。每天 2 次，每日 1 剂。30 天为 1 个疗程。

【功效主治】泄化浊瘀，蠲痹通络。主治痛风性关节炎（浊毒痹阻型）。

通腑泻浊汤

【组成】川黄柏、干地龙、土茯苓各 10g，知母、川牛膝各 15g，石膏（先煎）、金钱草各 30g。

【制法用法】水煎服。每天 2 次，每日 1 剂。7 天为 1 个疗程。

【功效主治】清热燥湿，化瘀通络。主治急性痛风性关节炎（浊毒内蕴型）。

五味消毒饮

【组成】薏苡仁、蒲公英各 30g，苍术、金银花、连翘、秦艽、赤芍、黄柏 10g。

【制法用法】水煎服。每天 2 次，每日 1 剂。21 天为 1 个疗程。

【功效主治】祛风利湿，清热解毒。主治急性痛风性关节炎（风湿热痹型）。

玉女煎

【组成】生石膏、赤芍、金银花、熟地各 30g，知母、麦冬、牛膝、丹皮各 10g，生甘草 6g，丝瓜络 2g。

【制法用法】水煎服。每天 2 次，每日 1 剂。

【功效主治】滋阴泻火，解毒通络。主治急性痛风性关节炎（热毒伤阴型）。

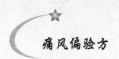

秦蚕汤

【组成】车前子 30g，徐长卿、当归各 15g，蚕沙 12g，秦皮、黄柏、苍术、牛膝各 10g，连翘、桂枝各 6g。

【制法用法】水煎服。每天 2 次，每日 1 剂。

【功效主治】清热除湿，散瘀消肿。主治急性痛风性关节炎。

四妙勇安汤

【组成】金银花、玄参、山药、炒薏苡仁各 30g，当归 20g，生地、川牛膝各 15g，川芎、甘草各 10g。

【制法用法】水煎服。每日 1 剂，日 2 次，2 周为 1 疗程。

【功效主治】清热利湿，养阴通络。主治急性痛风性关节炎（湿热伤阴型）。

山慈菇蜜饮

【组成】山慈菇 5g，蜂蜜 10g。

【制法用法】将山慈菇切成薄片，入锅加水，浓煎成 150ml，去渣后兑入蜂蜜，调匀即成。每日 2 次，每次 75ml。

【功效主治】清热解毒，消肿止痛。主治痛风急性发作期（湿热痹阻型）。

草薢牛膝蜜饮

【组成】草薢 60g，川牛膝 30g，蜂蜜 20g。

【制法用法】将草薢、川牛膝洗净，入锅加水适量，煎煮 40分钟，取汁去渣，待药汁转温后调入蜂蜜即成。上、下午分 2次服。

【功效主治】清热化湿，通络止痛。主治痛风急性发作期（湿热痹阻型）。

牛膝黄柏茶

【组成】牛膝 15g，黄柏 15g，赤小豆 25g。

【制法用法】将牛膝、黄柏、赤小豆放入锅中，加水煎汤代茶饮。

【功效主治】清热化湿，活血通络。主治痛风急性发作期（湿热痹阻型）。

痛风汤

【组成】山茱萸、女贞子、菟丝子、防己、黄柏各 10g，忍冬藤、海桐皮、桑枝、石膏各 30g。

【制法用法】水煎 2 次，取汁去渣，将两次药汁合并。每日 1 剂，分 2 次温服。

【功效主治】清热利湿，通络止痛。主治痛风急性发作期（湿热痹阻型）。

苍柏汤

【组成】苍术、黄柏、茵陈、紫花地丁各 15g，络石藤、忍冬藤各 30g。

【制法用法】水煎 2 次，取汁去渣，将两次药汁合并。每日 1 剂，分 2 次温服。

【功效主治】清热解毒，利湿止痛。主治痛风急性发作期（湿热痹阻型）。

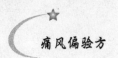

苡仁赤豆汤

【组成】赤小豆、蚕沙、薏苡仁各 30g，滑石、连翘各 15g，防己、栀子、地龙各 10g。

【制法用法】水煎 2 次，取汁去渣，将两次药汁合并。每日 1 剂，分 2 次温服。

【功效主治】清热利湿，通络止痛。主治痛风急性发作期（湿热痹阻型）。

金黄散

【组成】姜黄、大黄、黄柏、苍术、厚朴、陈皮、甘草各等份。

【制法用法】上药共研细末备用。用清茶、植物油或蜂蜜调敷患处，每日数次。

【功效主治】清热祛瘀，消肿止痛。主治痛风急性发作期（湿热痹阻型）。

痛风外敷膏

【组成】大黄 100g，三七 60g，红花 30g。

【制法用法】上药共研细末备用。蛋清调敷患处，2 小时换 1 次。

【功效主治】清热祛瘀，消肿止痛。主治痛风急性发作期（湿热痹阻型）。

双柏散

【组成】侧柏叶、黄柏、大黄、泽兰、薄荷、延胡索各等份。

【制法用法】上药共研细末备用。蛋清调敷患处，每日6次。

【功效主治】清热祛瘀，消肿止痛。主治痛风急性发作期（湿热痹阻型）。

痛风消炎汤

【组成】苍术、草薢、黄柏各10g，木瓜、桑枝、川牛膝各15g，薏苡仁、忍冬藤各30g。

【制法用法】水煎2次，取汁去渣，将两次药汁合并。每日1剂，分2次温服。1周为1个疗程，一般治疗2个疗程。

【功效主治】清热消肿，祛湿止痛。主治急性痛风（风湿热痹型）。

草薢化毒汤

【组成】草薢20g，生薏苡仁30g，木瓜、秦艽各12g，防己（先煎）、当归尾、牡丹皮、牛膝各10g。

【制法用法】水煎2次，取汁去渣，将两次药汁合并。每日1剂，分2次温服。7天为1个疗程，一般治疗1~2个疗程。

【功效主治】清热利湿，凉血解毒，通络止痛。主治急性痛风（风湿热痹型）。

四、正虚邪实型

牛蒡子散

【组成】牛蒡子、新豆豉（炒）、羌活30g，生地黄25g，黄芪15g。

【制法用法】研为细末，以水调服，每次10g。饭前服用，每

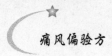

日 3 次。

【功效主治】益气养血，祛风清热。主治痛风性关节炎（气血不足或风湿热痹型）。

第二节　食疗偏方

一、粥类偏方

川乌粥

【组成】制川乌 5g，姜汁 10 滴，粳米 30g，蜂蜜适量。

【制法用法】将制川乌研末；再把粳米洗净，放入砂锅，加水适量煎煮，沸后加入川乌末，用文火煮 2~3 小时，待米熟烂后加入生姜汁及蜂蜜，搅匀，再煮 1~2 沸即可。每日 1 剂，随量食用。

【功效主治】祛风除湿，散寒止痛。适用于急性痛风（风寒湿痹型）。

苍术苡仁粥

【组成】苍术 12g，川牛膝 15g，薏苡仁 90g，蜂蜜适量。

【制法用法】将苍术、川牛膝煎取药汁，去渣；薏苡仁洗净，放入砂锅，加水适量煎煮，大火煮沸，改用文火煮 2~3 小时，待薏苡仁熟烂后加入药汁及蜂蜜，搅匀，再煮 1~2 沸即可。每日 1 剂，随量食用。

【功效主治】祛风除湿，宣痹止痛。适用于急性痛风（风寒湿痹型）。

防风粥

【组成】防风 10~15g，粳米 50g，蜂蜜适量。

【制法用法】将防风煎取药汁，去渣；把粳米洗净，放入砂锅，加水适量煮粥，待米熟烂后加入药汁及蜂蜜，搅匀，再煮 1~2 沸即可。每日 1 剂，随量食用。

【功效主治】祛风除湿解表。适用于痛风（风寒湿痹型）。

柳枝木瓜粥

【组成】鲜木瓜 1 个（或干木瓜片 20g），鲜柳枝 5g，粳米 50g，蜂蜜适量。

【制法用法】将木瓜、鲜柳枝煎取药汁，去渣；把粳米洗净，放入砂锅，加水适量煮粥，待米熟烂后加入药汁及蜂蜜，搅匀，再煮 1~2 沸即可。每日 1 剂，随量食用。

【功效主治】舒筋活络，祛风除湿。适用于痛风（风寒湿痹型）。

薏苡粥

【组成】薏苡仁 30g，茯苓、苍术各 20g，木瓜片 15g，粳米 30g，蜂蜜适量。

【制法用法】将上 4 味药煎取药汁，去渣；再把粳米洗净，放入砂锅，加水适量煎煮，大火煮沸，用文火煮 2~3 小时，待米熟烂后放入药汁、蜂蜜，搅匀，再煮 1~2 沸即可。每日 1 剂，随量食用。

【功效主治】祛风利湿，通络。适用于痛风急性期（风寒湿痹型）。

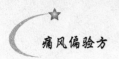

细辛川乌粥

【组成】细辛 3g，制川乌 6g，黄芪 15g，生姜 3 片，粳米 50g，蜂蜜适量。

【制法用法】将前 4 味煎取药汁，去渣；再把粳米洗净，放入砂锅，加水适量煎煮，大火煮沸，用文火煮 2~3 小时，待米熟烂后加入蜂蜜，搅匀，再煮 1~2 沸即可。每日 1 剂，随量食用。

【功效主治】补气祛风，除寒止痛。适用于痛风急性期（风寒湿痹型）。

土茯苓粥

【组成】土茯苓 30g，粳米 100g。

【制法用法】将土茯苓洗净，晒干，研成细粉备用。粳米淘净后，入锅加水煮成稠粥，粥将成时兑入土茯苓粉，搅匀后再煮沸即成。上下午分 2 次服。

【功效主治】清热解毒，除湿通络。适用于老年痛风病急性发作期（湿热痹阻型）。

金银花薏苡粥

【组成】金银花、薏苡仁各 20g，芦根、冬瓜仁各 20g，桃仁 15g，粳米 100g。

【制法用法】将前 5 味用冷水浸泡 30 分钟，加水煎煮 20 分钟，去渣取汁，再与粳米一起煮成稠粥。即可早晚分食。

【功效主治】清热化湿，活血化瘀。适用于痛风急性期（湿热痹阻型）。

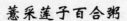

薏采莲子百合粥

【组成】薏苡仁 50g，莲子（去心）30g，百合 20g，粳米 60g，白糖适量。

【制法用法】将前 3 味洗净，放入锅中，加水煮烂，再与粳米一同煮粥，加入白糖调味，即可早晚分食。

【功效主治】清热化湿。适用于痛风急性期（湿热痹阻型）。

扁豆红枣粳米粥

【组成】粳米 50g，白扁豆 25g，大枣 50g。

【制法用法】将上物淘洗干净，一同放入砂锅，加水 500ml，用旺火烧沸后，转用小火熬煮成稀粥，即可早晚分食。

【功效主治】清热化湿，消肿。适用于痛风急性期（湿热痹阻型）。

薏苡仁粥

【组成】薏苡仁 30g，糯米 30g，冰糖适量。

【制法用法】将薏苡仁和糯米洗净，一起放入砂锅中，加清水适量，用文火煎煮成粥，加入冰糖再煮片刻即可。每日 1 次。

【功效主治】利湿除痹消肿。适用于痛风肌肉抽搐。

苍术薏苡仁粥

【组成】苍术 12g，川牛膝 15g，薏苡仁 90g，生石膏 24g。

【制法用法】将苍术浸泡后，取出炒熟。将全部原料洗净，放进瓦锅内，加清水适量，用文火煮 2~3 小时，即可随量食用。每日 1 次。

【功效主治】清热化湿，宣痹止痛。适用于痛风（湿热痹阻型）。

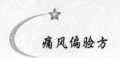

白芍枸杞粥

【组成】白芍 15g，枸杞子 10g，粳米 150g，白糖 15g。

【制法用法】将白芍研成细粉，枸杞子、粳米分别洗净。放入锅中，加水 500ml，置武火上烧沸，转用文火煮 30 分钟，调入白糖即可。每日 1 次。

【功效主治】养血敛阴，柔肝止痛。适用于痛风。

黄精枸杞粥

【组成】黄精 15g，枸杞子 10g，粳米 150g。

【制法用法】将黄精、枸杞子、粳米洗净，放入锅中，加水 500ml，置武火上烧沸，再用文火熬 30 分钟即成。每日 1 次。

【功效主治】补肾益气，滋阴养肺。适用于腰膝酸痛、风湿疼痛（肝肾阴虚型）。

粟米鸡内金粥

【组成】粟米 50g，赤小豆 50g，鸡内金 15g。

【制法用法】鸡内金研为细末。将粟米、赤小豆洗净，放入锅中，加清水适量，粥熟后放入鸡内金末调匀即成。每日 1 次。

【功效主治】适用于痛风。

二、汤羹偏方

海风藤羊肉汤

【组成】海风藤 30g，桂枝 5g，陈皮 3g，胡椒 1.5g，羊肉 50g，味精、食盐各适量。

【制法用法】将海风藤、桂枝、陈皮、胡椒洗净，用布包；羊肉洗净斩块。将羊肉及药袋一起放入砂锅内，加水适量，用文火煮2小时，拣去药袋，调味即成。每日1剂，随量食用。

【功效主治】温经逐寒，祛风除湿。适用于痛风急性期（风寒湿痹型）。

牛膝当归排骨汤

【组成】牛膝15g，当归10g，排骨500g，葱、姜、精盐、鸡精、料酒各适量。

【制法用法】牛膝、当归洗净。排骨洗净，剁成3cm长的段。葱、姜洗净，用刀拍破。将牛膝、当归、排骨、葱、姜、料酒放入锅中，加清水适量，用武火烧沸后，再用文火炖30分钟，调入精盐、鸡精即可。每日1次。

【功效主治】活血化瘀，强筋健骨。适用于痛风，伴头痛眩晕、腰膝酸软。

杜仲猪脊骨汤

【组成】猪脊骨500g，杜仲30g，陈皮、红枣、调料各适量。

【制法用法】将猪脊骨斩块、洗净，杜仲、陈皮、红枣（去核）洗净。将全部材料一起放入瓦锅内，加入适量的水，用文火煮2~3小时，至猪脊骨熟烂为止，调味即可食用。每日1次。

【功效主治】补益肝肾，舒筋通络。适用于肝肾亏损型痛风反复发作者。

黄鳝补肝汤

【组成】黄鳝约300g，芦根15g，桑寄生25g，精盐、香油各

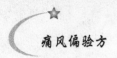

适量。

【制法用法】将黄鳝剖开，去肠杂，洗净，同芦根、桑寄生一起放入砂锅中，加适量清水，加少许精盐、香油调味，熬至出味即可食用。隔渣饮用，每日1次。

【功效主治】补益肝肾，舒筋通络。适用于痛风（肝肾亏损型）。

车前子蕹菜汤

【组成】车前子15g，蕹菜400g，蒜、生姜、精盐、鸡精、植物油各适量。

【制法用法】车前子用纱布包好，清水煎取汁200~300ml。蕹菜择取叶，洗净，控干水分。蒜拍破，姜切片。炒锅倒油烧熟，姜片煸过，爆蒜，加适量盐，倒入药汁，再加水700ml，烧沸，放入蕹菜，待汤沸，调入鸡精即可。每日1次。

【功效主治】适用于痛风，伴小便不利、尿少水肿等症。

冬瓜薏苡仁汤

【组成】冬瓜（连皮）500g，薏苡仁30g，精盐适量。

【制法用法】将薏苡仁用清水浸泡20分钟，冬瓜洗净，连皮切成块状，同放入砂锅内，加清水适量，煮至薏苡仁熟烂，加入精盐即成。每日1次。

【功效主治】健脾益气，清热化湿。适用于痛风或高尿酸血症（湿热痹阻型）。

薏苡仁山药汤

【组成】薏苡仁250g，山药片15g，梨（去皮）200g，冰糖适量。

【制法用法】将薏苡仁洗净，山药、梨洗净切成片，同放入锅中，加适量清水，武火煮沸后文火煎 1~1.5 小时，去渣留汁，加冰糖调味即可饮用。

【功效主治】化痰除湿，舒筋通络。适用于痛风（痰湿阻滞型）。

鸡血藤木瓜豆芽汤

【组成】鸡血藤 20g，木瓜 10g，黄豆芽 250g，精盐、猪油各少许。

【制法用法】将鸡血藤、木瓜洗净，同放入砂锅内，煎汁去渣，再放入黄豆芽、猪油同煮汤，煮熟后调入精盐即可。每日 1 次。

【功效主治】清热化湿，宣痹止痛。适用于痛风（湿热痹阻型）。

茯苓银耳鸽蛋羹

【组成】茯苓 20g，水发银耳 150g，鸽蛋 20 个，精盐、鸡精、鸡油、猪油、湿淀粉、鲜汤各适量。

【制法用法】茯苓研磨成细粉，水发银耳去杂洗净。鸽蛋放入冷水锅中煮熟，捞出去壳。锅烧热放油，加入鲜汤、鸽蛋、银耳、茯苓粉、精盐、鸡精，煮至银耳熟烂，然后用湿淀粉勾芡，淋上鸡油出锅即成。每日 1 次。

【功效主治】适用于痛风。

三、菜肴偏方

山药枸杞炖鹿茸

【组成】鹿茸片、山药 30g，枸杞子 15g，生姜、红枣、米酒少许，调味料适量。

【制法用法】将山药、枸杞子、生姜、红枣洗净，与米酒、鹿茸片一起放入炖盅内，加开水适量，文火隔水炖 2 小时，去渣留汁，调味即可佐餐食用。

【功效主治】补益肝肾，舒筋通络。适用于痛风急性期（肝肾亏损型）。

知母炒芹菜

【组成】知母 15g，芹菜 300g，精盐、料酒、植物油各适量。

【制法用法】将知母研成细粉，过筛。芹菜洗净，切成段。将炒锅置武火上烧热，加入植物油，烧至七成热时，放入芹菜、精盐、料酒、知母粉，翻炒 5 分钟，即可佐餐食用。

【功效主治】适用于痛风。

人参炒芹菜

【组成】人参 6g，芹菜 150g，葱、姜、精盐、鸡精、植物油各适量。

【制法用法】将人参润透，切成片。芹菜去黄叶、老梗，洗净切成 3cm 长的段。葱切段，姜切片。将炒锅置武火上，加入植物油，烧至六成热时，下入姜、葱爆香，再下入芹菜、人参片炒熟，调入精盐、鸡精，即可佐餐食用。

【功效主治】大补元气，祛风利湿。适用于痛风。

糖醋山药

【组成】山药 500g，白糖 50g，醋 20ml，面粉 50g，植物油适量。

【制法用法】将山药洗净、去皮，切成滚刀块，裹上干面粉。

炒锅烧热，注油烧至六成热时将山药块放入，炸至起皮呈黄色捞出，沥油。炒锅控净油，加醋、白糖水，烧开后再倒入山药块，使浓汁裹匀山药块，即可佐餐食用。

【功效主治】适用于痛风。

丹参炒鸡丝

【组成】丹参粉 15g，鸡脯肉 300g，青瓜 300g，葱、姜、精盐、酱油、料酒、植物油各适量。

【制法用法】将丹参研成粉，鸡脯肉、青瓜、葱、姜分别切成丝。将炒锅置火上烧热，加入植物油，烧至七成热时，放入葱、姜、酱油、料酒爆香，放入鸡丝、青瓜、丹参粉、精盐，用武火翻炒 5 分钟，即可佐餐食用。

【功效主治】活血化瘀，凉血止痛。适用于痛风伴肢体疼痛。

陈皮牛肉丝

【组成】牛里脊肉 500g，陈皮 6g，鲜橙汁 20ml，鸡蛋清、葱末、姜末、精盐、鸡精、白糖、酱油、植物油、湿淀粉各适量。

【制法用法】将牛肉切成丝，用蛋清拌开，放入淀粉，搅匀待用。鲜陈皮切丝，放开水中焯去苦味。炒锅置火上，油热后，炒牛肉丝至八成熟，盛入盘中。锅留底油，放入少许葱末、姜末，煸出香味后放入酱油、牛肉丝，在锅中煸炒几下，再将鲜橙汁、陈皮丝放入锅里，放少量精盐、鸡精、白糖，翻炒后加入淀粉汁，即可佐餐食用。

【功效主治】化痰除湿，舒筋通络。适用于痛风（痰湿阻滞型）。

人参炖樱桃

【组成】人参 6g，樱桃 60g，冰糖 15g。

【制法用法】将人参润透，切成片。樱桃洗净，去果柄、杂质。冰糖打碎成屑备用。将人参、樱桃放入炖盅内加水 250ml，置武火上烧沸，再用文火炖煮 25 分钟，加入冰糖屑，即可佐餐食用。

【功效主治】补元气，祛风湿。适用于痛风。

党参茯苓炖樱桃

【组成】党参 10g，茯苓 10g，白术 10g，甘草 10g，樱桃 200g，冰糖 20g。

【制法用法】将前 5 味洗净，放入炖盅中，加水 500ml，置武火上烧沸，转用文火炖煮 25 分钟，放入冰糖即可佐餐食用。

【功效主治】补气血，祛风湿。适用于痛风急性期。

四、茶饮偏方

三花饮

【组成】花茶 5g，菊花 5g，金银花 5g。

【制法用法】将以上原料一起放入砂锅中，加入适量的水，煮沸 5 分钟即可。每日 1 次。

【功效主治】清热解毒，祛风利湿。适用于痛风。

山慈菇蜜饮

【组成】山慈菇 5g，蜂蜜 10g。

【制法用法】将山慈菇切成薄片，放入锅中，加清水适量，浓煎成150ml，去渣后兑入蜂蜜，调匀即成。每日1剂，当茶频饮。

【功效主治】适用于痛风急性发作期（湿热痹阻型），对急性痛风性关节炎尤为适宜。

川芎牛膝饮

【组成】川芎10g，牛膝15g，白糖15g。

【制法用法】川芎润透，切成片。牛膝润透，切成段。将川芎、牛膝放入炖盅内，加水350ml，置武火上烧沸，再用文火炖煮25分钟，滤渣取汁，调入白糖即成。每日1剂，当茶频饮。

【功效主治】活血化瘀，强筋健骨，补肝益肾。适用于腰膝酸软、痛风等症。

红花玫瑰茶

【组成】红花6g，玫瑰花2朵，大枣4枚，冰糖15g。

【制法用法】红花稍炒一下。玫瑰花去蒂，撕成瓣状，洗净沥干水分。将大枣洗净，去核。冰糖打碎成屑。将大枣、红花、玫瑰花、冰糖同放入炖盅中，加入开水250ml，浸泡5分钟即成。每日1次，坚持饮用半个月。

【功效主治】活血化瘀，行气通络。适用于气血不足型痛风。

五、药酒偏方

寻骨风酒

【组成】寻骨风200g，白酒500ml。

【制法用法】将寻骨风碾碎，浸泡于白酒中，密封7天。早晚各饮用15ml。

【功效主治】祛风通络止痛。适用于痛风急性期（湿热痹阻型）。

丁公藤酒

【组成】丁公藤200g，50° 米酒适量。

【制法用法】将丁公藤切碎，蒸30分钟，加入米酒浸渍15天，滤出1000ml浸出液即可。早晚各饮用20ml。

【功效主治】祛风除湿，通络止痛。适用于痛风急性期（湿热痹阻型）。

地黄浸酒

【组成】黑芝麻（炒）25g，薏苡仁（炒）12g，生干地黄6g。

【制法用法】上3味碾碎，浸泡于适量酒中7天。每服100ml，空腹睡前温服。

【功效主治】补肾除湿，宣痹通络。主治痛风性关节炎（肾虚湿痹型）。

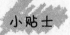

痛风急性期患者的注意事项

1. 限制嘌呤

痛风患者应长期控制嘌呤摄入，急性期应选用低嘌呤膳食，摄入量在每日150mg之内。禁用含嘌呤高的食物，如动物内脏、沙丁鱼、凤尾鱼、鲭鱼、小虾、扁豆、黄豆、浓肉汤、鸡汤、鸭汤及菌藻类等。

2. 限制热能

痛风患者糖耐量减退者占7%~14%，高三酰甘油血症者达75%~84%。因痛风患者多伴有肥胖、高血压和糖尿病等，故应降低体重、限制热能，体重最好能低于理想体重10%~15%；热能根据病情而定，一般为6280~7530kJ。切忌减重过快，减重过快会促进脂肪分解，易诱发痛风急性发作。

3. 蛋白质和脂肪

蛋白质的摄入，应按标准体重每kg 0.8~1.0g供给，全天在40~65g，并且应以植物蛋白为主。动物蛋白可选用牛奶、鸡蛋，因牛奶、鸡蛋不含核蛋白，可在蛋白质供给量允许范围内选用。尽量不选用肉类、禽类、鱼类等。脂肪可减少尿酸正常排泄，应适当限制，控制在每日50g左右。

4. 维生素和无机盐

应供给充足的B族维生素和维生素C。多供给蔬菜、水果等碱性食物。蔬菜每日1000g，水果宜多吃猕猴桃、樱桃、葡萄、苹果、火龙果等。在碱性环境中能提高尿酸盐溶解度，有利于尿酸排出。另外，维生素C有促进组织内尿酸盐溶解的作用。痛风患者易患高血压和高脂血症等，应限制钠盐，通常每日2~5g。

5. 水

患者平时应多饮水，液体量维持在每日2000ml以上，最好能达到 3000ml，以保证尿量达 2000ml 以上，有利于尿酸的排出。心肾功能不全时宜适量限制水分。

6.禁用刺激性食品

包括酒和辛辣调味品。过去曾禁用咖啡、茶叶和可可，因分别含有咖啡因、茶叶碱和可可碱。但咖啡因、茶叶碱和可可碱在体内代谢中并不产生尿酸盐，也不在痛风石里沉积，故可适量选用。

第三章　痛风性关节炎慢性期

痛风性关节炎慢性期的特点：关节炎频繁发作，间歇期变短，关节肿胀，关节骨端破坏或增生而致畸形。耳廓或关节等部位出现痛风石，即位于皮下，呈淡黄色的结节。痛风石破溃时可流出石灰状物，窦道难以愈合，并可继发化脓性感染。其中约10%~20%患者发生尿酸盐结石，并可引起血尿、肾绞痛等症状，也可发生高血压、冠心病等并发症。

中医认为，痛风性关节炎慢性期有偏于正虚为主，兼以邪实的，也有偏于实证为主的。证型多为风寒湿痹型、风湿热痹型、寒湿瘀阻型、湿热瘀阻型、正虚邪实型，其中以正虚邪实型最为常见。

第一节　中药内服偏验方

一、风寒湿痹型

除痹汤

【组成】黄芪、木瓜各 20g，牛膝、续断、海风藤、鸡血藤各

15g，当归、川芎各10g，甘草6g，乳香5g，细辛3g。

【制法用法】水煎服。每天2次，每日1剂。10天为1个疗程。

【功效主治】祛风除寒，活血通络。主治痛风性关节炎（风寒阻滞型）。

三痹汤

【组成】黄芪20g，独活、续断、川牛膝、杜仲、防风、生姜片、人参、当归、熟地各15g。

【制法用法】水煎服。每天2次，每日1剂，30天为1个疗程。

【功效主治】祛风利湿，散寒止痛。主治痛风性关节炎（风寒湿痹型）。

附子汤

【组成】白术15g，附子（炮，去皮脐）、桂枝、白芍、茯苓、人参、甘草各9g。

【制法用法】水煎服。每天2次，每日1剂。

【功效主治】祛风除湿，散寒通络。主治痛风性关节炎（风寒湿痹型）。

三邪饮

【组成】麻黄、苍术、浮萍（七月半采）、白芷、苦参、桑皮、川芎、甘松各3g。

【制法用法】水酒煎服，暖室出汗。每日1剂，三日再服。

【功效主治】祛风行湿，散寒除痹。主治痛风性关节炎（风寒湿痹型）。

五痹通治方

【组成】片姜黄、羌活、白术、防己各 7.5g，炙甘草 3g，生姜七片。

【制法用法】加水 400ml 煎至 200ml，上半身病者饭后吃，下半身病者饭前吃。

【功效主治】祛风除湿，散寒通络。主治痛风性关节炎（风寒湿痹型）。

金沸草汤

【组成】茜草 9g，金沸草、桃仁、生鹿角、当归尾各 15g，青葱管 30g。

【制法用法】水煎服。每天 2 次，每日 1 剂。

【功效主治】祛风散寒，除湿通络。主治痛风性关节炎（风寒湿痹型）。

楮实丸

【组成】楮实 35g，桂枝（去粗皮）、干姜（炮）、枳壳（去瓤，麸炒）、牛膝（酒浸，切，焙）12g。

【制法用法】上 6 味，捣为末，炼蜜和丸，如梧桐子大。每服 30 丸，饭前温下，每日 3 次。

【功效主治】祛风除湿，散寒通络。主治痛风性关节炎（风寒湿痹型）。

灵脾丸

【组成】天麻 60g，防风（去芦头）30g，仙灵脾、羌活、白附子（炮裂）、天南星各 10g，麝香 1g。

【制法用法】上药捣为末，令匀，炼蜜和丸，丸如梧桐子大。每服于饭前。

【功效主治】祛风除湿，散寒通络。主治痛风性关节炎（风寒湿痹型）。

五痹通治方四

【组成】薏苡仁、当归、芍药、肉桂（去皮）、甘草（炙）各15g，苍术 30g。

【制法用法】水 400ml，生姜 5 片，煎至 7 分，去滓。每服15g，饭前温服。

【功效主治】祛风除湿，散寒通络。主治痛风性关节炎（风寒湿痹型）。

附子汤

【组成】附子（炮，去皮脐）、白芍药、桂心、甘草、白茯苓、人参各 9g，白术 30g。

【制法用法】上为锉散。每服 12g，水 600ml，煎七分，去滓，饭前服。

【功效主治】祛风除湿，散寒通络。主治痛风性关节炎（风寒湿痹型）。

茯苓汤方

【组成】赤茯苓（去黑皮）、桑根白皮各30g，防己、桂枝（去粗皮）、川芎、芍药、麻黄（去根节）各15g。

【制法用法】上 7 味，粗捣筛。水 300ml，枣 1 枚去核，煎取

200ml，去滓温服。每服 5g，连续 3 次服后，以热姜粥投之，汗出为度。

【功效主治】祛风除湿，散寒通络。主治痛风性关节炎（风寒湿痹型）。

海桐皮汤

【组成】海桐皮、丹参、桂枝（去粗皮）、防己、甘草（炙）、天门冬（去心）各 15g。

【制法用法】上 8 味，锉如麻豆。水 200ml，入生姜 5 片，煎至七分，去滓温服。每服 6g，不拘时。

【功效主治】祛风除湿，散寒通络。主治痛风性关节炎（风寒湿痹型）。

二、风湿热痹型

黄柏威仙汤

【组成】黄柏（酒炒）、威灵仙末（酒炒）各 1.5g，陈皮、芍药各 3g，苍术（炒）、羌活各 6g，甘草 9g。

【制法用法】上药研末，头煎加水约 400ml，先泡 20 分钟，武火煮沸后，改小火再煮沸 30 分钟，取液约 200ml；二煎，加水约 300ml，武火煮沸后，改小火再煮沸 30 分钟，取液约 200ml；两煎药汁混合后，分成 2 份。口服（温服），每天 2 次，每日 1 剂。

【功效主治】祛风除湿，清热通络。主治痛风性关节炎（风湿热痹型）。

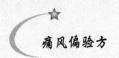

痛风方

【组成】苍术 4.5g，酒芩、白术、半夏、南星、香附各 3g，陈皮、茯苓各 1.5g，威灵仙、甘草（炒）各 0.9g。

【制法用法】上药研末，头煎加水约 400ml，先泡 20 分钟，武火煮沸后，改小火再煮沸 30 分钟，取液约 200ml；二煎，加水约 300ml，武火煮沸后，改小火再煮沸 30 分钟，取液约 200ml；两煎药汁混合后，分成 2 份。口服（温服），每天 2 次，每日 1 剂。

【功效主治】祛风除湿，清热通络止痛。主治痛风性关节炎（风湿热痹型）。

白虎桂枝汤合四妙丸

【组成】薏苡仁、牛膝、木瓜、土茯苓、石膏各 30g，知母、苍术、黄柏各 15g，桂枝 10g，全蝎 5g，蜈蚣 1 条。

【制法用法】水煎服。每天 2 次，每日 1 剂。14 天为 1 个疗程。

【功效主治】清热利湿，祛风通络。主治痛风性关节炎（风湿热痹型）。

大柴胡汤

【组成】山慈菇 20g，柴胡、黄芩、枳实、赤芍、苍术、牛膝、黄柏各 10g，姜半夏、甘草、忍冬藤各 6g，大枣 3 枚。

【制法用法】水煎服。每天 2 次，每日 1 剂。10 天为 1 个疗程。

【功效主治】解热祛风，除湿通络。主治痛风性关节炎（风湿热痹型）。

桂枝芍药知母汤

【组成】川牛膝、防己、白芍各 15g，白术 12g，桂枝、知母、防风、黄柏、制乳香、制没药各 10g，附子、甘草 6g。

【制法用法】水煎服。每天 3 次，每日 1 剂。再将药渣水煎第 3 次取汁外敷局部 30 分钟。

【功效主治】祛风除湿，通络止痛。主治痛风性关节炎（风湿热痹型）。

三藤二草汤

【组成】土茯苓 30g，败酱草、老鹳草各 20g，忍冬藤、络石藤、苍术、青风藤、牛膝各 15g，黄柏 10g。

【制法用法】水煎服。每天 2 次，每日 1 剂。

【功效主治】祛风除湿，清热。主治痛风性关节炎（风湿热痹型）。

当归拈痛汤

【组成】茵陈 20g，泽泻 18g，黄柏、防己各 15g，黄芩、苦参、当归各 12g，羌活、防风、苍术、葛根、牛膝各 10g，甘草 5g。

【制法用法】水煎服。每天 2 次，每日 1 剂。21 天为 1 个疗程。

【功效主治】清热利湿，通络止痛。主治痛风性关节炎（风湿热痹型）。

宣痹汤

【组成】薏苡仁 30g，络石藤、当归各 9g，防风、苍术、桂枝各 6g，制川乌、制草乌各 3g。

【制法用法】水煎服。每天 2 次，每日 1 剂。30 天为 1 个疗程。

【功效主治】祛风除湿，活络止痛。主治痛风性关节炎（风

湿热痹型）。

通用痛风方

【组成】神曲 20g，羌活、白芷、威灵仙各 15g，黄柏、苍术、防己、天南星、桃仁、红花、川芎各 10g，龙胆草、桂枝各 5g。

【制法用法】水煎服。每天 2 次，每日 1 剂。7 天为 1 个疗程。

【功效主治】祛风清热，除湿。主治痛风性关节炎（风湿热痹型）。

龙藤痛风方

【组成】地龙、白三七各 6g，丹皮、远志苗各 10g，山豆根、威灵仙、红藤、忍冬藤各 15g，桑枝、车前草、金钱草各 20g。

【制法用法】每剂用水 2000ml，煎取 600ml。每次服 100ml，每日服 3 次，2 日 1 剂。21 天为 1 个疗程。

【功效主治】清热除湿，通络利尿。主治痛风性关节炎（风湿热痹型）。

清热利湿汤

【组成】忍冬藤 30g，威灵仙 20g，粉草薢、金钱草各 15g，山慈菇 12g，土茯苓、泽泻、黄柏、丹皮、防己、连翘各 10g，生甘草 6g。

【制法用法】水煎服。每天 2 次，每日 1 剂。21 天为 1 个疗程。

【功效主治】清热利湿，散风止痛。主治痛风性关节炎（风湿热痹型）。

愈痹饮

【组成】土茯苓 50g，薏苡仁 30g，车前子、秦皮、赤芍、威灵仙各 20g，秦艽、豨莶草、防己各 15g。

【制法用法】水煎服。每天 2 次，每日 1 剂。

【功效主治】清热利湿，祛风通络。主治痛风性关节炎（风湿热痹型）。

桂枝四妙汤

【组成】薏苡仁、忍冬藤各 30g，黄柏、苍术、防己各 15g，独活、赤芍、秦艽、丹皮各 12g，桂枝、甘草各 10g。

【制法用法】水煎服。每天 2 次，每日 1 剂。

【功效主治】清热利湿，祛风通络。主治痛风性关节炎（风湿热痹型）。

祛风镇痛汤

【组成】蚕沙、忍冬藤、地龙各 12g，桃仁、知母、川柏、土鳖虫、川牛藤、甘草各 10g，桂枝 6g，全蝎 3g。

【制法用法】水煎服。每天 2 次，每日 1 剂。

【功效主治】清热活血，疏风化湿。主治痛风性关节炎（风湿热痹型）。

四妙丸

【组成】薏苡仁 30g，忍冬藤 20g，苍术、土茯苓、牛膝各 15g，黄柏、知母各 10g。

【制法用法】水煎服。每天 2 次，每日 1 剂。21 天为 1 个疗程。

【功效主治】清热祛风，通络除痹。主治痛风性关节炎（风湿热痹型）。

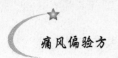

四妙威苓汤

【组成】川牛膝、薏苡仁、土茯苓、金银花、蒲公英各15g，苍术、黄柏、丹皮、赤芍、威灵仙各9g。

【制法用法】水煎服。每天2次，每日1剂。

【功效主治】清热利湿，活血通络。主治痛风性关节炎（风湿热痹型）。

地龙定痛汤

【组成】金钱草、生薏仁、生石膏各30g，泽泻、车前子、知母、黄柏、防己、地龙、赤芍、生地各10g。

【制法用法】水煎服。每天2次，每日1剂。

【功效主治】清热祛风，通络除痹。主治痛风性关节炎（风湿热痹型）。

二妙散

【组成】云苓、焦三仙各30g，牛膝15g，黄柏12g，苍术、厚朴各10g。

【制法用法】水煎服。每天2次，每日1剂。

【功效主治】清热燥湿，行气通络。主治痛风性关节炎（风湿热痹型）。

五苓散

【组成】绿豆50g，茯苓20g，猪苓、桂枝、泽泻、白术各12g。

【制法用法】水煎服。每天2次，每日1剂。

【功效主治】清热通络，祛风除湿。主治痛风性关节炎（风湿热痹型）。

宣痹汤

【组成】薏苡仁 30g，滑石 20g，山栀子、赤小豆皮各 15g，防己 12g，苍术、牛膝各 10g，杏仁、连翘、半夏、蚕沙、黄柏各 6g。

【制法用法】水煎服。每天 2 次，每日 1 剂。

【功效主治】清热祛风，通络除痹。主治痛风性关节炎（风湿热痹型）。

痛风汤

【组成】威灵仙 30g，川芎 20g，黄柏、苍术、龙胆草、防己、桃仁、红花、南星、羌活、白芷、桂枝、神曲各 10g。

【制法用法】水煎服。每天 2 次，每日 1 剂。

【功效主治】清热祛风，通络除痹。主治痛风性关节炎（风湿热痹型）。

消痛饮

【组成】老桑枝 30g，木瓜、忍冬藤各 25g，赤芍、泽泻各 18g，牛膝、防己、钩藤各 15g，防风、当归各 12g，甘草 5g。

【制法用法】水煎服。每天 2 次，每日 1 剂。

【功效主治】清热祛风，通络除痹。主治痛风性关节炎（风湿热痹型）。

血府逐瘀汤

【组成】生地 30g，青蒿、赤芍、莱菔子、地龙各 16g，桃仁、红花各 9g, 当归、川芎各 6g, 乳香、没药各 3g。

【制法用法】水煎服。每天 2 次,每日 1 剂。21 天为 1 个疗程。

【功效主治】活血化瘀,滋阴清热。主治痛风性关节炎(风湿热痹型)。

三藤三草汤

【组成】鸡血藤 20g, 海风藤、络石藤各 15g, 豨莶草、寻骨风、透骨草各 12g。

【制法用法】水煎服。每天 2 次,每日 1 剂。21 天为 1 个疗程。

【功效主治】清热祛风,通络除痹。主治痛风性关节炎(风湿热痹型)。

泻浊化瘀汤

【组成】土茯苓、生薏苡仁各 30g, 萆薢、威灵仙各 20g, 桃仁、红花、泽兰、泽泻、全当归、车前子各 10g。

【制法用法】水煎服。每天 2 次,每日 1 剂。

【功效主治】泻浊化瘀。主治痛风性关节炎(风湿热痹型)。

木防己汤

【组成】薏苡仁、石膏各 30g, 木防己 15g, 桂枝、杏仁、滑石、通草各 10g。

【制法用法】水煎服。每天 2 次,每日 1 剂。

【功效主治】祛风清热,除湿。主治痛风性关节炎(风湿热痹型)。

镇痛消风汤

【组成】车前子 15g, 秦艽、威灵仙、川牛膝、忍冬藤、地龙各 12g，黄柏、山慈菇各 10g，甘草 6g。

【制法用法】水煎服。每天 2 次，每日 1 剂。

【功效主治】清热祛风，通络除痹。主治痛风性关节炎（风湿热痹型）。

愈风汤

【组成】生薏苡仁、土茯苓、蒲公英各 30g，蚕沙 15g，苍术、黄柏、牛膝、僵蚕各 12g，当归 6g。

【制法用法】水煎服。每天 2 次，每日 1 剂。7 天为 1 个疗程。

【功效主治】清热利湿，祛风通络。主治痛风性关节炎（风湿热痹型）。

止痛祛风汤

【组成】石膏 30g，白芍 18g，粳米、葛根、萆薢、忍冬藤、土茯苓、山慈菇各 15g，知母 10g，桂枝、甘草各 6g。

【制法用法】水煎服。每天 2 次，每日 1 剂。2 周为 1 个疗程。

【功效主治】清热祛风，通络除痹。主治痛风性关节炎（风湿热痹型）。

白虎桂枝汤

【组成】生石膏 25g，知母、黄柏、连翘、杏仁、薏苡仁各 15g，滑石、桂枝、防己各 10g，甘草 6g。

【制法用法】水煎服。每天 2 次，每日 1 剂。

【功效主治】祛风除湿，清热通络。主治痛风性关节炎（风湿热痹型）。

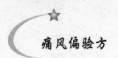

解表升麻汤

【组成】升麻 30g，羌活、苍术各 3g，防风、柴胡、甘草各 2g，当归、藁本各 1.5g，陈皮 1g。

【制法用法】上锉 1 剂，生姜、葱白水煎热服，出微汗。每日 1 剂。

【功效主治】解表祛风止痛。主治急性痛风性关节炎（风湿热痹）。

丹溪治痹走注疼痛方

【组成】苍术、黄柏（各酒炒）各 6g，酒威灵仙、白芥子、羚羊角灰各 3g，生姜 1 片。

【制法用法】水煎服。每天 2 次，每日 1 剂。

【功效主治】祛风行湿，清热除痹。主治痛风性关节炎（风湿热痹）。

龙胆二妙汤

【组成】威灵仙 30g，防己 15g，黄柏、苍术、南星、桂枝、桃仁、红花、龙胆草、白芷、川芎、神曲各 10g，羌活 6g。

【制法用法】水煎服。每天 2 次，每日 1 剂。

【功效主治】祛风除湿，清热通络。主治痛风性关节炎（风湿热痹型）。

痛风散

【组成】桂枝、秦艽、桑枝、山栀、黄芩、木瓜、防己、川牛膝、赤芍、生地、知母、钩藤、甘草各 10g。

【制法用法】上述诸药共研为细末，每包 5g。每日 3 次，每次 1 包，7 天为 1 个疗程。

【功效主治】祛风除湿，消肿止痛。主治痛风性关节炎（风湿热痹型）。

豨薟地黄丸

【组成】豨薟草、薏苡仁各 18g，生地、熟地各 10g，丹皮、泽泻、土茯苓、赤芍、牛膝、金银花、知母、黄柏各 9g。

【制法用法】以上药研粉，用蜜制成丸剂。口服，每次 12g，每日 3 次。

【功效主治】清热通痹，祛风胜湿。主治痛风性关节炎（风湿热痹型）。

大续命汤

【组成】当归、桂心、石膏各 30g，赤芍药、杏仁、川芎各 15g。

【制法用法】上药捣筛为散。每服 6g，水 200ml，生姜半分，煎至六分，去滓温服不拘时。

【功效主治】祛风除湿，清热通络。主治痛风性关节炎（风湿热痹）。

三、寒湿瘀阻型

三通汤

【组成】桑枝 30g，木瓜、忍冬藤各 25g，泽泻、赤芍各 18g，防己、钩藤、牛膝各 15g，当归、防风各 12g，甘草 5g。

【制法用法】水煎服。每天 2 次，每日 1 剂。7 天为 1 个疗程。

【功效主治】散寒除湿，通行内外。主治痛风性关节炎（寒

湿郁热型）。

五积散

【组成】苍术、麻黄、厚朴、白芷、川芎、枳壳、桔梗、芍药、当归、茯苓、半夏、陈皮、干姜各10g，甘草、肉桂各6g。

【制法用法】水煎服。每天2次，每日1剂。21天为1个疗程。

【功效主治】祛风湿，通络脉，理气血。主治痛风性关节炎（寒湿郁热型）。

鸡鸣散

【组成】槟榔15g，木瓜、陈皮各9g，生姜、桔梗各5g，紫苏、吴茱萸各3g。

【制法用法】水煎服。每天2次，每日1剂。

【功效主治】散寒逐湿，祛风通络。主治痛风性关节炎（寒湿阻络型）。

薏苡仁散

【组成】当归、芍药（炒）、薏苡仁、麻黄、肉桂、甘草（炙）各15g，苍术（米泔浸，炒）60g。

【制法用法】上药混合。每服21g，生姜3片，煎服。

【功效主治】散寒除湿，活血通络。主治痛风性关节炎（寒湿痹阻型）。

巴戟天散

【组成】巴戟天（去心）90g，五加皮60g，草薢15g，牛膝（酒浸，切，焙）15g，石斛（去根）15g，甘草（炙）15g，

【制法用法】上9味，做成如麻豆大小。每服5g，生姜3片，水300ml，煎至200ml，去滓，空心温服。

【功效主治】散寒除湿，通络止痛。主治痛风性关节炎（寒湿痹阻型）。

四、湿热瘀阻型

蠲痹汤

【组成】忍冬藤20g，土茯苓、丹参、川牛膝、杜仲、仙灵脾、秦艽、苍术、蚕沙各10g。

【制法用法】水煎服。每天2次，每日1剂。

【功效主治】清热祛风，通络除痹。主治痛风性关节炎（湿热阻络型）。

蚕沙四妙汤

【组成】薏苡仁30g，丝瓜络、川牛膝、地龙、萆薢、威灵仙各15g，蚕沙、知母、黄柏、苍术、泽泻各10g。

【制法用法】水煎服。每天2次，每日1剂。疗程2周。

【功效主治】清热除湿，祛风通络，活血化瘀。主治痛风性关节炎（湿热瘀阻型）。

通络除痹方

【组成】萆薢20g，秦艽、虎杖、威灵仙、泽泻、黄柏、葛根、苍术、赤芍、丹参各15g，牛膝10g。

【制法用法】水煎服。每天2次，每日1剂。

【功效主治】清热除湿，通络活血。主治痛风性关节炎（湿

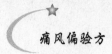

热瘀阻型）。

防风去痹丸

【组成】黄芪30g，红参、当归、白芷、防风、川芎各15g，僵蚕10g，全蝎1条。

【制法用法】水煎服。每天2次，每日1剂，1个月为1个疗程。

【功效主治】清热除湿止痛。主治痛风性关节炎（湿热阻络型）。

祛痛消风汤

【组成】土茯苓20g，白术、首乌、益母草、葛根各15g，金钱草、豨莶草各7.5g。

【制法用法】水煎服。每天2次，每日1剂。7天为1个疗程。

【功效主治】清热泻浊，活血解毒。主治痛风性关节炎（湿热夹瘀型）。

宣痹汤化裁

【组成】薏苡仁30g，萆薢、防己、赤小豆、连翘、栀子、滑石各15g，苦参、牡丹皮各12g。

【制法用法】水煎服。每天2次，每日1剂。2周为1个疗程。

【功效主治】清热除湿，通络活血。主治痛风性关节炎（湿热瘀阻型）。

萆薢丸

【组成】萆薢30g，金钱草、虎杖各15g，菟丝子、怀牛膝、黄柏、制大黄、桂枝、山慈菇、三七各10g。

【制法用法】水煎服。每日2剂，早晚各1剂。

【功效主治】化湿泻浊，化瘀通络。主治痛风性关节炎（湿热蕴结型）。

活络效灵丹

【组成】丹参30g，山慈菇、白茅根各20g，土茯苓、萆薢、茜草根各15g，当归10g，生乳香、生没药各6g。

【制法用法】水煎服。每天2次，每日1剂。7天为1个疗程。

【功效主治】清热利湿，泻浊解毒。主治痛风性关节炎（湿热毒邪痹阻型）。

利湿活血通经汤

【组成】茯苓、萆薢各30g，川牛膝、苍术、黄柏、威灵仙、地龙、赤芍、生甘草各10g。

【制法用法】水煎服。每天2次，每日1剂。10天为1个疗程。

【功效主治】清热利湿，活血散瘀，止痛除痹。主治痛风性关节炎（湿热痹阻型）。

宣痹汤

【组成】黄芪、秦艽、延胡索、鸡血藤各15g，当归、黄柏、苍术、没药、红花、神曲各10g。

【制法用法】水煎服。每天2次，每日1剂。

【功效主治】清热除湿，化瘀通络。主治痛风性关节炎（湿瘀交阻型）。

四妙散

【组成】薏苡仁30g，黄柏、苍术、牛膝各10g。

【制法用法】水煎服。每天 2 次，每日 1 剂。

【功效主治】清利下焦湿热。主治痛风性关节炎(下焦湿热型)。

泻浊化瘀汤

【组成】土茯苓、忍冬藤、泽泻各 30g，秦艽、地龙、防己各 15g，苍术、萆薢各 12g，黄柏、川牛膝各 10g。

【制法用法】水煎服。每天 2 次，每日 1 剂。15~30 天为 1 个疗程。

【功效主治】泻浊利湿，化瘀通络。主治痛风性关节炎（湿热瘀浊型）。

加减宣痹汤

【组成】海桐皮、滑石、桑枝、牛膝、山栀子、丹皮各 15g，防己、连翘各 12g，晚蚕沙、当归各 10g。

【制法用法】水煎服。每天 2 次，每日 1 剂。7 天为 1 个疗程。

【功效主治】清热利湿，通络止痛。主治痛风性关节炎（湿热瘀痹型）。

利湿通络汤

【组成】土茯苓 30g，丹参、青风藤各 15g，牛膝、苍术各 7.5g，黄柏 6g，丹皮 5g。

【制法用法】水煎服。每天 2 次，每日 1 剂。15 天为 1 个疗程。

【功效主治】利湿通络。主治痛风性关节炎（湿阻络痹型）。

痛风汤

【组成】黄柏、萆薢、木瓜、薏苡仁、苍术、地龙各 10g，忍冬藤、土茯苓各 20g。

【制法用法】水煎服。每天 2 次，每日 1 剂。7 天为 1 个疗程。

【功效主治】清热除湿，通络止痛。主治痛风性关节炎（湿热瘀阻型）。

新宣痹汤

【组成】薏苡仁、葛根各 30g，木防己、杏仁、赤小豆、木通、络石藤、海桐皮各 15g，栀子、连翘、半夏、蚕沙、地龙各 10g。

【制法用法】水煎服。每天 2 次，每日 1 剂。20 天为 1 个疗程。

【功效主治】清热利湿，通络止痛。主治痛风性关节炎（湿热邪阻型）。

苍术南星汤

【组成】苍术 15g，南星、川芎、白芷、当归、酒黄芩各 10g。

【制法用法】水煎服。每天 2 次，每日 1 剂。

【功效主治】清热除湿，通络止痛。主治痛风性关节炎（湿热痹阻型）。

四妙散

【组成】薏苡仁 20g，怀牛膝 12g，苍术、黄柏、生山栀、泽泻各 10g。

【制法用法】水煎服。每天 2 次，每日 1 剂。

【功效主治】清热除湿。主治痛风性关节炎（湿热痹阻型）。

清热除湿通痹汤

【组成】薏苡仁、土茯苓、银花藤各 30g，川草薢 15g，黄柏、防己、桑枝、牛膝、蚕沙、归尾各 10g。

【制法用法】水煎服。每天 2 次，每日 1 剂。

【功效主治】清热除湿，活血通络。主治痛风性关节炎（湿热痹阻型）。

泻浊除痹汤

【组成】忍冬藤、臭梧桐各 30g，川萆薢、汉防己、车前草、苏梗、黄柏、赤芍、知母各 10g，木通 6g。

【制法用法】水煎服。每天 2 次，每日 1 剂。

【功效主治】清热利湿，通络止痛。主治痛风性关节炎（湿热痹阻型）。

延胡定痛汤

【组成】金钱草 30g，延胡索、车前子、泽泻、防己、黄柏、萆薢、虎杖、金银花藤、山慈菇、赤芍各 10g。

【制法用法】水煎服。每天 2 次，每日 1 剂。

【功效主治】清热利湿，通络止痛。主治痛风性关节炎（湿热痹阻型）。

黄连解毒汤合升降散

【组成】忍冬藤 30g，僵蚕、蝉蜕、姜黄、车前子各 15g，黄柏 12g，栀子、砂仁、黄芩、黄连、延胡索各 6g，甘草 3g。

【制法用法】水煎服。每日 1 剂，分 2 次服，15 天为 1 个疗程。

【功效主治】清热除痹、通络止痛。主治痛风性关节炎（湿热痹阻型）。

痛风汤

【组成】土茯苓、川萆薢各 30g，车前子、威灵仙各 15g，桃仁、红花、泽兰、泽泻、苍术、山慈菇各 10g。

【制法用法】水煎服。每天 1 剂。

【功效主治】清热除湿，化瘀通络。主治痛风性关节炎（湿热瘀阻型）。

金石汤

【组成】金钱草、生石膏（先煎）各 30g，汉防己 12g，泽泻、车前子（包煎）、知母、黄柏、赤芍、生地、地龙各 10g。

【制法用法】水煎服。每天 2 次，每日 1 剂。

【功效主治】清热利湿，活血通络。主治痛风性关节炎（湿热夹瘀型）。

金龙汤

【组成】金钱草 60g，苍术、黄柏、防己各 15g，丹参、槟榔片各 12g，地龙 10g，乳香、没药各 8g。

【制法用法】水煎服。每天 2 次，每日 1 剂。

【功效主治】清热利湿，化瘀解毒。主治痛风性关节炎（湿热夹瘀型）。

清热利湿消骨汤

【组成】青蒿、玄参、夏枯草各 30g，防己、车前草各 15g，泽泻、黄柏、丹皮、枳实、旱莲草各 12g，木通 9g，黄连 6g。

【制法用法】水煎服。每天 2 次，每日 1 剂。

【功效主治】清热利湿，活血散结。主治痛风性关节炎（湿热痹阻型）。

除痛风汤

【组成】金银花30g，萆薢、车前子、黄柏、防己各20g，生甘草、陈皮、川贝母、牛膝各10g。

【制法用法】用土制砂罐加水1000ml，文火煎至1小时，取汁300ml；二煎加水500ml，文火煎至半小时，取汁200ml。两煎混合，分温3服，每日3次。

【功效主治】清热解毒，化痰利湿。主治痛风性关节炎（湿热痹阻型）。

土苓牛藤饮

【组成】土茯苓、忍冬藤各25g，牛膝、赤芍、丹参、红花、萆薢、蒲公英各15g，地龙、黄柏、苍术各10g。

【制法用法】水煎服。每天2次，每日1剂。

【功效主治】清热利湿，活血化瘀。主治痛风性关节炎（湿热痹阻型）。

蠲痹逐瘀汤

【组成】黄柏、苍术、薏米各20g，萆薢、木瓜各15g，泽泻、牛膝各10g，蜈蚣（研末冲服）1条。

【制法用法】水煎服。每天2次，每日1剂。

【功效主治】清湿热，利关节。主治痛风性关节炎（湿热痹阻型）。

痛风定痛汤

【组成】金钱草 30g，赤芍 12g，车前子、泽泻、防己、黄柏、生地、地龙各 10g。

【制法用法】水煎服。每天 2 次，每日 1 剂。

【功效主治】祛湿清热，通络止痛。主治痛风性关节炎（湿热夹瘀型）。

血府逐瘀汤

【组成】川牛膝、土茯苓、忍冬藤各 30g，赤芍、威灵仙、滑石各 15g，桃仁、红花、黄柏、制大黄各 10g，穿山甲、甘草各 5g。

【制法用法】水煎服。每天 2 次，每日 1 剂。

【功效主治】清热利湿，活血通络。主治痛风性关节炎（湿热瘀阻型）。

痛风煎

【组成】防己、蒲公英、石膏各 15g，苍术、知母、连翘、萆薢、金钱草、秦艽、川芎各 10g，生甘草 6g。

【制法用法】水煎服。每天 2 次，每日 1 剂。

【功效主治】清利湿热，通络消肿。主治痛风性关节炎（湿热蕴结型）。

萆薢化毒汤

【组成】萆薢 30g，苡仁 20g，秦艽、当归尾、丹皮、牛膝、防己、木瓜各 10g。

【制法用法】水煎服。每天 2 次，每日 1 剂。

【功效主治】清热利湿，祛痹通络。主治痛风性关节炎（湿热内蕴型）。

桃红四物汤合四妙散

【组成】忍冬藤 30g，独活 15g，生地、黄柏、苍术、牛膝各 12g，当归、川芎、赤芍、桃仁、秦艽、红花各 10g，甘草 6g。

【制法用法】水煎服。每天 2 次，每日 1 剂。

【功效主治】活血化瘀，清利湿热。主治痛风性关节炎（湿热瘀阻型）。

寻痛追风散

【组成】生黄芪 20g，全当归、川续断各 15g，怀牛膝、蜂房、防风、宣木瓜、盐黄柏、生地、苍术各 10g。

【制法用法】水煎服。每天 2 次，每日 1 剂。21 天为 1 个疗程。

【功效主治】清热利湿，祛风活血，利尿通淋。主治痛风性关节炎（湿热瘀阻型）。

金钱薏龙汤

【组成】金钱草、生薏苡仁各 30g，车前子、黄柏、泽泻、丹皮、赤芍、地龙、牛膝各 10g，生甘草 5g。

【制法用法】水煎服。每天 2 次，每日 1 剂，21 天为 1 个疗程。

【功效主治】清热利湿，通络止痛。主治痛风性关节炎（湿热下注型）。

清热宣痹汤

【组成】白花蛇舌草 30g，土茯苓 25g，虎杖 16g，木瓜、苍术各 15g，络石藤、知母、防己各 12g。

【制法用法】水煎服。每天 2 次，每日 1 剂。7 天为 1 个疗程。

【功效主治】清热利湿，散瘀通络。主治痛风性关节炎（湿热瘀阻型）。

痛风活血汤

【组成】忍冬藤 20g，防己、黄柏各 15g，苍术、当归、车前子、独活、川芎各 12g，桃仁、赤芍、牛膝各 10g。

【制法用法】水煎服。每天 2 次，每日 1 剂。7 天为 1 个疗程。

【功效主治】清利湿热，通络止痛。主治痛风性关节炎（湿热瘀阻型）。

痛风汤

【组成】防己 15g，车前子、萆薢、秦艽、栀仁、川牛膝、山慈菇、威灵仙、地龙、乌梢蛇各 10g。

【制法用法】首煎加水 400ml，煎取 150ml；二煎加水 300ml，取汁 150ml，两煎混合。每日 1 剂，分两次口服。7 天为 1 个疗程。

【功效主治】清热除湿，通行经络。主治痛风性关节炎（湿热阻络型）。

悉通颗粒

【组成】土茯苓、山慈菇各 30g，羌活 20g，川芎、黄芩、车前子各 10g。

【制法用法】做成颗粒，每次10g。每天3次。2周为1个疗程。

【功效主治】清热解毒，活血祛瘀。主治痛风性关节炎（湿热痹阻型）。

换腿丸

【组成】炒薏苡仁、石楠叶、石斛（去苗，酒浸）、草薢、川牛膝（去苗，酒浸）、天南星、天麻各20g

【制法用法】上药为末，酒煮面糊丸，如梧桐子大。每服50丸，温酒、盐水任服。

【功效主治】清热除湿。主治痛风性关节炎（湿热痹阻型）。

二妙散

【组成】苍术（米泔浸）、黄柏（乳汁浸透）各15g。

【制法用法】上药研为末。每服9g，用酒调下，热服。

【功效主治】清热除湿。主治痛风性关节炎（湿热痹阻型）。

五、正虚邪实型

附红汤

【组成】桂枝、延胡索各15g，当归12g，熟附子（先煎）10g，红花、防风各9g。

【制法用法】水煎服。每日1剂，3次服。21天为1个疗程。

【功效主治】温阳通络。主治痛风性关节炎（阳虚寒凝型）。

痛风方

【组成】神曲、黄柏、苍术、制南星各15g，白芷、羌活、威灵仙各 12g，龙胆草、防己、桃仁、红花、川芎各 10g。

【制法用法】水煎服。每天 2 次，每日 1 剂。21 天为 1 个疗程。

【功效主治】祛风散寒止痛，活血化瘀通络。主治痛风性关节炎（正虚邪盛，痰瘀互结型）。

黄芪麻黄汤

【组成】黄芪 60g，麻黄 30g，大枣、附子各 15g，甘草 10g，生姜 5 片。

【制法用法】水煎服。每天 2 次，每日 1 剂。

【功效主治】祛风散寒，益气通络。主治痛风性关节炎（气虚风寒痹阻型）。

防己黄芪汤

【组成】土茯苓 25g，萆薢、蚕沙各 15g，黄芪、赤芍各 10g，防己、泽兰、白术各 15g，炙甘草 5g，全蝎 3g。

【制法用法】水煎服。每天 2 次，每日 1 剂。

【功效主治】益气健脾，泻浊化瘀。主治痛风性关节炎（脾虚气滞，湿浊阻络型）。

阳和汤

【组成】灵仙 25g，延胡索 12g，鹿角胶、白芥子、牛膝各 10g，炮姜、麻黄各 6g，肉桂 5g，甘草 3g，蜈蚣 3 条。

【制法用法】水煎服。每天 2 次，每日 1 剂。

【功效主治】温阳补虚，散寒通滞。主治痛风性关节炎（肝肾虚亏，络脉不通型）。

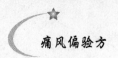

参威汤

【组成】党参、山药、忍冬藤各30g，地龙、茯苓、滑石、威灵仙各20g，苍术、黄柏、泽泻各15g，甘草6g。

【制法用法】水煎服。每天2次，每日1剂。15天为1个疗程。

【功效主治】健脾利湿，通络止痛。主治痛风性关节炎（脾虚湿盛，痹阻经络型）。

蠲痹汤

【组成】当归、芍药、黄芪、羌活、甘草、片姜黄各4.5g。

【制法用法】水煎服。每天2次，每日1剂。姜、枣煎服。

【功效主治】益气活血，祛风通络。主治痛风性关节炎（气血亏虚，风湿痹阻型）。

归降汤

【组成】当归须、野郁金各15g，小茴香、木香、柏子仁各12g，降香末9g。

【制法用法】水煎服。每天2次，每日1剂。

【功效主治】养血理气，祛风除湿。主治痛风性关节炎（血虚气滞，风湿痹阻型）。

逍遥散

【组成】当归、白芍、熟地、川芎、柴胡、防风、薄荷、连翘、山栀、麦冬、甘菊、丹皮各10g。

【制法用法】水煎服。每天2次，每日1剂。

【功效主治】疏肝和血，祛风清热。主治痛风性关节炎（肝郁血虚，风热痹阻型）。

桂枝五物汤

【组成】黄芪、桂枝、芍药各 15g，生姜 30g，大枣 4 枚。

【制法用法】上 5 味，以水 600ml，煮取 100ml。分 2 次温服，日 1 剂。

【功效主治】益气养血，祛风除湿。主治痛风性关节炎（气血亏虚，风湿痹阻型）。

活络止痛汤

【组成】丹参 30g，白芍、地龙各 20g，乳香、没药、当归各 15g，川芎、熟地、全蝎各 10g。

【制法用法】水煎服。每天 2 次，每日 1 剂。30 天为 1 个疗程。

【功效主治】消风散寒除湿，补虚除痹止痛。主治痛风性关节炎（血脉经络痹阻型）。

温肾健脾汤

【组成】补骨脂 30g，威灵仙 20g，伸筋草、熟地、桑寄生各 15g，杜仲、牛膝、桂枝、白术、党参、当归、土茯苓各 10g，炙甘草 6g。

【制法用法】水煎服。每天 2 次，每日 1 剂。21 天为 1 个疗程。

【功效主治】温补脾肾，养血和营。主治痛风性关节炎（脾肾两虚，营血不足型）。

柔润息风方

【组成】黑芝麻 30g，生芪 30g，玉竹、蒺藜各 15g，僵蚕、当归须、菊花、阿胶、炙甘草各 10g。

【制法用法】水煎服。每天 2 次，每日 1 剂。

【功效主治】滋养肝肾，舒筋通络。主治痛风性关节炎（气阴两虚夹风）。

第二节 食疗偏方

一、粥类偏方

焦三仙粥

【组成】焦山楂 30g，焦麦芽 30g，焦谷芽 30g，粳米 50g。

【制法用法】将焦山楂、焦麦芽、焦谷芽与淘净的粳米同放入锅中，加水煮成稠粥即成。

【功效主治】适用于痛风。

百合杏仁红小豆粥

【组成】百合 10g，杏仁 6g，红小豆 60g，粳米 100g，白糖适量。

【制法用法】将以上前 4 味淘洗干净，一同入锅，加水适量，用武火烧开后，转用文火煮成稀粥，调入白糖搅匀即成。日服 1 剂，温热食用。

【功效主治】清热利湿，滋阴。适用于痛风。

红花桃仁粥

【组成】红花 6g，桃仁 10g，粳米 150g，红糖 15g。

【制法用法】将红花、桃仁、粳米分别洗净，一同放入煮锅中，加水 500ml，用武火烧沸后，转用文火煮 30 分钟，加入红糖即成。

【功效主治】活血化瘀，温经通络。适用于痛风。

三七桂圆大枣粥

【组成】三七粉 3g，桂圆 6 枚，大枣 6 枚，粳米 150g，白糖 15g。

【制法用法】将桂圆、大枣、粳米洗净，与三七粉一起放入锅内，加水 500ml，置武火上烧沸，再用文火煮熬 35 分钟，调入白糖即成。

【功效主治】活血化瘀，益气止痛。适用于痛风。

三宝蛋黄粥

【组成】熟鸡蛋黄 1 个，山药 15g，生薏苡仁 30g，芡实 15g，糯米 30g。

【制法用法】将山药、薏苡仁、芡实研成末，与淘洗干净的糯米一同入锅，加清水适量，用武火烧开，再转用文火熬煮成稀粥，加入鸡蛋黄，拌匀即成。

【功效主治】适用于痛风。

白芷粥

【组成】白芷 15g，大米 60g，白糖 15g。

【制法用法】将白芷、大米一同放入锅中，加水 600ml，置武火上烧沸，再用文火煮 30 分钟，调入白糖即成。

【功效主治】祛风除湿，消肿止痛。适用于痛风。

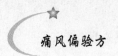

土茯苓粥

【组成】土茯苓 30g，粳米 100g。

【制法用法】将土茯苓洗净，晒干，研成细粉，备用。粳米淘洗后，放入锅中，加水煮成稠粥，粥将成时加入土茯苓粉，搅匀再煮沸即成。

【功效主治】清热解毒，除湿通络。适用于湿热痹阻型痛风急性发作期，对急性痛风性关节炎尤为适用，也适用于痛风病发作间歇期和慢性期的老年患者。

二、汤羹偏方

威灵仙蜇皮汤

【组成】威灵仙 15g，白芥子 12g，茯苓 25g，海蜇皮（鲜）60g，胡椒 6g。

【制法用法】将以上原料一起放入瓦锅内，加清水适量，文火煮 2~3 小时，调味即可饮用。

【功效主治】祛风除湿，消积化痰。适用于痛风性关节炎属于风湿痰浊者，症见关节肿胀疼痛，轻度僵硬，屈伸不利，舌苔垢腻，脉弦滑等。

三、茶饮偏方

山楂桃仁饮

【组成】山楂 20g，桃仁 6g，红花 6g，丹参 10g，白糖 30g。

【制法用法】将山楂洗净去核，桃仁洗净去皮，红花洗净，丹参洗净切片。将以上各味放入炖盅中，加水 300ml，置武火上烧沸，再放文火上炖煮 15 分钟后，冷却，过滤，除去药渣，加入白糖拌匀即成。

【功效主治】适用于痛风。

防己饮

【组成】防己 15g，白糖 15g。

【制法用法】将防己洗净，切成片，放入炖盅中，加水 250ml，置武火上烧沸，再用文火煮 25 分钟，停火，滤去药渣，加入白糖即成。

【功效主治】祛风湿，止痛。适用于痛风（风寒湿痹型）。

木瓜薏苡仁饮

【组成】木瓜 20g，薏苡仁 10g，白糖 15g。

【制法用法】将木瓜、薏苡仁分别洗净泡软，放入锅中，加水 300ml，置武火上烧沸，转用文火熬 50 分钟，加入白糖即可。

【功效主治】舒筋活络，利湿。适用于痛风（风湿痹阻型），伴筋脉拘挛、关节不利等症。

四、药酒偏方

黑神丸

【组成】牡丹皮、白芍药、川芎、麻黄（去根、节）各 6g，荆芥、草乌（炮）各 9g，赤芍药、甘草各 15g，何首乌（米泔浸，切，焙）18g。

【制法用法】上为细末，水糊为丸。每服 1 丸，细嚼，酒任下，不拘时。

【功效主治】祛风除湿，散寒通络。主治痛风性关节炎（风寒湿痹型）。

四生丸

【组成】白僵蚕（炒）、地龙（去土）、白附子（生）、五灵脂（炒）、草乌头（去皮尖，生）各等份。

【制法用法】上为细末，以米糊和丸，梧子大。每服 20 丸，温酒送下。或研末，酒调 4.5g，亦可。不拘时。

【功效主治】祛风除湿，散寒通络。主治痛风性关节炎（风寒湿痹型）。

都君子续断丸

【组成】川续断（洗，推去节，锉，焙）、萆薢、当归（洗去芦，薄切，微炒）、附子（焙，去皮脐）、川芎各 9g。

【制法用法】上为细末，炼蜜丸如梧桐子大。每服 30~40 丸，酒或饮下，空心食前。

【功效主治】祛风除湿，散寒通络。主治痛风性关节炎（风寒湿痹型）。

草乌苍芷丸

【组成】草乌、苍术、白芷、乳香、没药各 9g，当归、牛膝各 15g。

【制法用法】上药为末，酒糊为丸如弹子大。每服 1 丸，温酒化下，每日 2 次。

【功效主治】祛风除湿，散寒通络。主治痛风性关节炎（风寒湿痹型）。

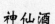

神仙酒

【组成】闹羊花根 250g，生姜 60g，红枣 90g，醇酒 20 碗。

【制法用法】将药浸入酒内，煨熟去渣。卧时服一小杯，痛止即停。

【功效主治】祛风除湿，散寒通络。主治痛风性关节炎（风寒湿痹）。

石斛散方

【组成】天门冬（去心，焙）、桂心各 45g，石斛（锉，去根节）30g，苍术、杜仲（去粗皮，炙令微黄，锉）、白芷各 15g，附子（炮裂，去皮脐）、独活、秦艽、当归各 10g。

【制法用法】上为细末。每服，不拘时候，以温酒调下 3g，未效时，稍加量。

【功效主治】祛风除湿，散寒通络。主治痛风性关节炎（风寒湿痹）。

小贴士

痛风慢性期的营养治疗原则

给予平衡膳食，适当放宽嘌呤摄入量，但仍禁食含嘌呤较高的食物，限量选用含嘌呤在 75mg/100g 以内的食物，自由选食含嘌呤量少的食物。

1. 嘌呤含量很少或不含嘌呤的食品

谷类食品有精白米、富强粉、玉米、精白面包、馒头、面条、通心粉、苏打饼干；蔬菜类有卷心菜、胡萝卜、芹菜、黄瓜、茄子、甘蓝、莴苣、刀豆、南瓜、倭瓜、西葫芦、番茄、萝卜、厚皮菜、山芋、土豆、泡菜、咸菜；蛋类；乳类有各种鲜奶、炼乳、奶酪、酸奶、麦乳精；各种水果及干果类；糖及糖果；各种饮料包括汽水、茶、巧克力、咖啡、可可等；各类油脂；其他如花生酱、洋菜冻（琼脂）、果酱等。

2. 嘌呤含量较少的食品

每 100g 食物含嘌呤 <75mg 为含量较少，如芦笋、菜花、四季豆、青豆、豌豆、菜豆、菠菜、蘑菇、麦片、青鱼、鲱鱼、鲑鱼、鲥鱼、金枪鱼、白鱼、龙虾、蟹、牡蛎、火腿、鸡、羊肉、牛肉汤、麦麸、面包等。

3. 嘌呤含量较高的食品

每 100g 食物含嘌呤 75~150mg 为含量较高，如扁豆、鲤鱼、鳕鱼、大比目鱼、鲈鱼、梭鱼、鲭鱼、贝壳类水产、熏火腿、猪肉、牛肉、牛舌、小牛肉、鸡汤、鸭、鹅、鸽子、野鸡、兔肉、羊肉、鹿肉、肉汤、肝脏、火鸡、鳗及鳝鱼。

4. 嘌呤含量特高的食品

每 100g 食物含嘌呤 150~1000mg 为含量特高，如胰脏825mg，凤尾鱼363mg，沙丁鱼295mg，牛肝233mg，牛肾200mg，牛脑子195mg，肉汁16040mg，肉卤（不同程度）。

另外，需要注意的还包括：维持理想体重；瘦肉类食物要煮沸去汤后食用；限制脂肪摄入量，脂肪含量高的食品应控制食用；平时养成多饮水的习惯，少用食盐和酱油。

第四章　痛风间歇期

痛风是无法根治的代谢病，其特点是呈间歇性反复发作。间歇期越长，发作次数越少，对身体的损害就越小。反之，间歇期越短，发作次数越频繁，对身体的损害就越大。因此，坚持不懈地自我保养，合理的药物预防治疗，使血尿酸保持在正常范围并将发作次数减少到最低限度，就可以享受与正常人一样的生活。

痛风的复发除与高尿酸血症、高嘌呤饮食、劳累、感受寒凉、外伤、情志因素有关外，还与湿、浊、痰、瘀等病理因素有关。脾虚酿湿生痰；肾虚清浊不分，均可导致痛风复发或迁延不愈。因此，预防痛风复发的中医治疗，应当分清虚实，辨别标本，辨证施治。

中医学认为，痛风在间歇期，当以培补调和为主，使脏腑功能强健与协调，毒无以生，用药以健脾益肾、利湿化浊之品为主。

第一节　中药内服偏验方

一、痰瘀痹阻型

䗪虫川芎散

【组成】土鳖虫 3 个，川芎 10g。

【制法用法】将土鳖虫、川芎共研成细末，储存备用。每日早晚分服。

【功效主治】化瘀活血，通络止痛。治疗痛风性关节炎间歇期（痰瘀痹阻型）。

大黄决明散

【组成】制大黄、决明子各等份。

【制法用法】上药共研末。每次 6g，每日 3 次，饭后温开水送服。1~2 周为 1 个疗程。

【功效主治】清热化湿，化痰行瘀。治疗痛风性关节炎间歇期。

牛膝灵仙汤

【组成】威灵仙 30g，牛膝、鸡血藤各 20g，蜣螂、土鳖虫各10g。

【制法用法】上药加水适量煎煮，连煎 2 次，取汁去渣，将 2次药汁合并。每日 1 剂，分 2 次温服。

【功效主治】活血化瘀，化痰蠲痹。治疗痛风性关节炎间歇期（痰瘀痹阻型）。

桃草饮

【组成】桃仁、当归各 10g，萆薢、苍术各 15g，生薏苡仁 20g，红花 6g，蜂蜜 30g。

【制法用法】上药加水适量煎煮，连煎 2 次，取汁去渣，将 2 次药汁合并，加蜂蜜调味。每日 1 剂，分 2 次温服。

【功效主治】活血化瘀，化痰祛湿。治疗痛风性关节炎间歇期（痰瘀痹阻型）。

身痛逐瘀汤

【组成】桃仁、红花、秦艽、川芎、五灵脂、羌活、香附、地龙各 10g，牛膝、当归各 15g，制没药 6g，甘草 5g。

【制法用法】上药加水适量煎煮，连煎 2 次，取汁去渣，将 2 次药汁合并。每日 1 剂，分 2 次温服。7~14 天为 1 个疗程。

【功效主治】调畅血气，活血通络。治疗痛风性关节炎间歇期（痰瘀痹阻型）。

祝氏湿瘀痰消汤

【组成】金雀根、虎杖各 15g，珍珠草、豨莶草各 10g，天南星 8g，臭梧桐根 18g，黄精（生用）20g。

【制法用法】上药加水适量煎煮，连煎 2 次，取汁去渣，将 2 次药汁合并。每日 1 剂，分 2 次温服。7 天为 1 个疗程。

【功效主治】活血化瘀，逐痰通络。治疗痛风性关节炎间歇期（痰瘀痹阻型）。

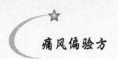

防己汤

【组成】防己（先煎）30g，滑石（先煎）、薏苡仁各20g，杏仁、制半夏各12g，厚朴、广陈皮、桂枝各10g，通草10g。

【制法用法】上药加水适量煎煮，连煎2次，取汁去渣，将2次药汁合并。每日1剂，分2次温服。

【功效主治】通络止痛，泻浊利湿。治疗痛风性关节炎间歇期（痰瘀痹阻型）。

利湿活血通经汤

【组成】泽兰、丹参、制半夏、川牛膝、苍术、黄柏、威灵仙、地龙、赤芍、生甘草各10g，薏苡仁、土茯苓、萆薢各30g。

【制法用法】上药加水适量煎煮，连煎2次，取汁去渣，将2次药汁合并。每日1剂，分2次温服。10天为1个疗程。

【功效主治】清热利湿，通络活血，散瘀止痛。治疗痛风性关节炎间歇期（痰瘀痹阻型）。

土苓降浊汤

【组成】土茯苓、萆薢、泽泻各30g，泽兰、黄芪、当归各20g，白僵蚕、白芥子、陈天南星、桃仁、红花各12g。

【制法用法】上药加水适量煎煮，连煎2次，取汁去渣，将2次药汁合并。每日1剂，分2次温服。

【功效主治】利湿消肿，活血化瘀，通络止痛。治疗痛风性关节炎间歇期（痰瘀痹阻型）。

星芥桃红饮

【组成】豨莶草 30g，当归、丹参各 15g，桃仁、威灵仙、白芥子、制天南星、白芍、地龙各 10g，川芎、红花、甘草各 5g。

【制法用法】上药加水适量煎煮，连煎 2 次，取汁去渣，将 2 次药汁合并。每日 1 剂，分 2 次温服。将上药渣煎取第 3 次药液加入适量食盐、陈醋熏洗患处，每日 1 次。30 天为 1 个疗程。

【功效主治】清热解毒，活血化瘀，祛风通络。治疗痛风性关节炎间歇期（痰瘀痹阻型）。

软坚消结汤

【组成】海藻、昆布各 30g，牛膝 20g，浙贝母、赤芍、当归、泽泻、茯苓各 15g，黄柏、黄芩、苍术、知母、丹参各 10g。

【制法用法】上药加水适量煎煮，连煎 2 次，取汁去渣，将 2 次药汁合并。每日 1 剂，分 2 次温服。

【功效主治】清热燥湿，化痰散结。治疗痛风性关节炎间歇期（痰瘀痹阻型）。

二子大黄胶囊

【组成】地肤子、制大黄、决明子各等份。

【制法用法】上药按制剂规范制成胶囊。每次 2 粒，每日 3 次，饭后温开水送服。治疗 1~2 周为 1 个疗程。

【功效主治】清热化湿，化痰行瘀。治疗痛风性关节炎间歇期（痰瘀痹阻型）。

青风汤和水调散

【组成】青风藤、秦艽各 20g，泽泻 50g，萆薢、丹参各 30g，红花、制半夏、白僵蚕、黄柏各 10g，白术、当归各 15g。

【制法用法】上药加水适量煎煮，连煎 2 次，取汁去渣，将 2 次药汁合并。每日 1 剂，分 2 次温服。

【功效主治】泻浊通络，清热利湿。治疗痛风性关节炎间歇期（痰瘀痹阻型）。

苍术黄柏方

【组成】苍术 20g，黄柏 15g，薏苡仁、川牛膝、土茯苓、川草薢各 30g，桃仁、红花各 10g，乳香、没药、生甘草各 6g。

【制法用法】上药加水适量煎煮，连煎 2 次，取汁去渣，将 2 次药汁合并。每日 1 剂，分 2 次温服。

【功效主治】清热燥湿，活血化瘀，通络止痛。治疗痛风性关节炎间歇期（痰瘀痹阻型）。

二、肝肾阳虚型

天麻壮骨粉

【组成】天麻、杜仲各 150g。

【制法用法】上药烘干，研末备用。每日 2 次，每次 6g，温开水送服。

【功效主治】补肾壮骨，蠲痹止痛。主治老年痛风发作间歇期和慢性期（肾虚型）。

骨碎补鹿角霜粉

【组成】骨碎补 200g，鹿角霜 100g。

【制法用法】上药晒干，研末备用。每日 2 次，每次 6g，用黄酒送服。

【功效主治】补肾健骨，祛痹强筋。主治痛风性关节炎间歇期（肾阳虚型）。

附子桂枝干姜汤

【组成】制附子、桂枝各10g，干姜15g，大枣10枚。

【制法用法】上药加水适量煎煮，连煎2次，取汁去渣，将2次药汁合并。每日1剂，分2次温服。

【功效主治】温补脾肾，温经散寒。主治痛风性关节炎间歇期（肾阳虚型）。

二狗汤

【组成】狗脊、杜仲各25g，狗骨200g，肉苁蓉15g，大茴香5g。

【制法用法】上药加水适量煎煮，连煎2次，取汁去渣，将2次药汁合并。每日1剂，分2次温服。

【功效主治】补肾温阳，散寒止痛。主治痛风性关节炎间歇期（肾阳虚型）。

巴戟寻骨风汤

【组成】巴戟、寻骨风各15g，威灵仙30g，肉桂6g。

【制法用法】上药加水适量煎煮，连煎2次，取汁去渣，将2次药汁合并。每日1剂，分2次温服。

【功效主治】补肾温阳，祛风散寒。主治痛风性关节炎间歇期（肾阳虚型）。

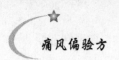

千年健二仙汤

【组成】千年健30g，淫羊藿、仙茅各15g。

【制法用法】上药加水适量煎煮，连煎2次，取汁去渣，将2次药汁合并。每日1剂，分2次温服。

【功效主治】温阳补肾，祛风散寒，除湿通络。主治痛风性关节炎间歇期（肾阳虚型）。

牛膝桂心散

【组成】牛膝、山茱萸各100g，桂心10g。

【制法用法】上药共研细末。每日2次，每次6g，黄酒送服。

【功效主治】补肝肾，强筋骨。主治肝痛风性关节炎间歇期（肾阳虚型）。

五加皮酒

【组成】五加皮、当归、牛膝各60g，糯米酒1000g。

【制法用法】上药加水适量煎煮，煎取浓汁，去渣，将糯米酒与药汁合并。每日3次，酌量饮服。

【功效主治】补肝肾，强筋骨。主治痛风性关节炎间歇期（肝肾阳虚型）。

三、肝肾阴虚型

灵芝杞子茶

【组成】灵芝、枸杞子各10g。

【制法用法】上药加水适量煎煮30分钟，取汁去渣。每日1剂，分2次温服。

【功效主治】滋阴益肾，健脑补血。主治痛风性关节炎间歇期（肝肾阴虚型）。

何首乌茶

【组成】何首乌 15g，绿茶 5g。

【制法用法】将何首乌洗净后切碎片，与绿茶一起放保温瓶中，加沸水冲泡后加盖闷 10 分钟即成。每日 1 剂，代茶频饮。

【功效主治】滋补肝肾，祛风除湿，通络。主治痛风性关节炎间歇期（肝肾阴虚型）。

山药地黄灵仙汤

【组成】山药、生地黄各 30g，威灵仙 15g。

【制法用法】上药加水适量煎煮，连煎 2 次，取汁去渣，将 2 次药汁合并。每日 1 剂，分 2 次温服。

【功效主治】滋补肝肾，祛风除湿，通络。主治痛风性关节炎间歇期（肝肾阴虚型）。

寄生加皮牛膝汤

【组成】桑寄生 30g，五加皮、牛膝各 15g。

【制法用法】上药加水适量煎煮，连煎 2 次，取汁去渣，将 2 次药汁合并。每日 1 剂，分 2 次温服。

【功效主治】滋补肝肾，祛风除湿，通络。主治痛风性关节炎间歇期（肝肾阴虚型）。

莶草寄生汤

【组成】豨莶草、桑寄生各 30g。

【制法用法】上药加水适量煎煮 30 分钟，取汁去渣。每日 1 剂，分 2 次温服。

【功效主治】滋补肝肾，祛风除湿，通络。主治痛风性关节炎间歇期（肝肾阴虚型）。

首乌松针茶

【组成】何首乌 18g，松针 30g，乌龙茶 5g。

【制法用法】将何首乌、松针加水适量煎煮 20 分钟，取汁去渣，用沸烫药汁冲泡乌龙茶 5 分钟即可。每日 1 剂，代茶频饮。

【功效主治】滋补肝肾，扶正祛邪。主治痛风性关节炎间歇期（肝肾阴虚型）。

寄生石斛茶

【组成】桑寄生、何首乌、石斛各 10g，乌龙茶 5g。

【制法用法】将何首乌、桑寄生、石斛加水适量煎煮 20 分钟，取汁去渣，用沸药汁冲泡乌龙茶 5 分钟即可。每日 1 剂，代茶频饮。

【功效主治】滋补肝肾，养阴清热。主治痛风性关节炎间歇期（肝肾阴虚型）。

地黄萸苓汤

【组成】生地黄、生黄芪、桑寄生、丹参、益母草各 15g，山茱萸、茯苓、泽泻各 10g，秦艽 20g，生甘草 6g。

【制法用法】上药加水适量煎煮，连煎 2 次，取汁去渣，将 2 次药汁合并。每日 1 剂，分 2 次温服。

【功效主治】滋阴补肾，活血利尿。主治痛风性关节炎间歇期（肝肾亏虚型）。

滕氏关节炎方

【组成】生地黄、麦冬、赤芍、牛膝、白芷、枸杞子、玄参各15g，黄芪、薏苡仁、桑寄生各25g，白芍、连翘、金银花、黄柏各20g。

【制法用法】上药加水适量煎煮，连煎2次，取汁去渣，将2次药汁合并。每日1剂，分2次温服。

【功效主治】补益肝肾，清热除湿，化瘀通络。主治痛风性关节炎间歇期（肝肾亏虚型）。

四、气血亏虚型

黄芪鸡血藤汤

【组成】黄芪、鸡血藤各30g，牛膝15g。

【制法用法】上药加水适量煎煮，连煎2次，取汁去渣，将2次药汁合并。每日1剂，分2次温服。

【功效主治】补血活血，舒筋活络。主治痛风性关节炎间歇期（气血亏虚型）。

防己黄芪汤

【组成】防己、黄芪各15g，白术12g，甘草10g。

【制法用法】上药加水适量煎煮，连煎2次，取汁去渣，将2次药汁合并。每日1剂，分2次温服。

【功效主治】益气胜湿通络。主治痛风性关节炎间歇期（气

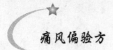

血亏虚型）。

独活黑豆大枣汤

【组成】独活 15g，黑豆 60g，大枣 10 枚。

【制法用法】上药加水适量煎煮，连煎 2 次，取汁去渣，将 2 次药汁合并。每日 1 剂，分 2 次温服。

【功效主治】补益气血，祛风胜湿。主治痛风性关节炎间歇期（气血亏虚型）。

芍药防风汤

【组成】白芍 20g，防风 10g，黄芪、当归各 15g，炙甘草 5g。

【制法用法】上药加水适量煎煮，连煎 2 次，取汁去渣，将 2 次药汁合并。每日 1 剂，分 2 次温服。

【功效主治】补益气血，祛风舒筋，活血止痛。适用于痛风性关节炎慢性期（气血亏虚型）。

羌活补血汤

【组成】黄芪 15g，羌活、防风、当归各 12g，

【制法用法】上药加水适量煎煮，连煎 2 次，取汁去渣，将 2 次药汁合并。每日 1 剂，分 2 次温服。

【功效主治】补益气血，祛风除湿。主治痛风性关节炎间歇期（气血亏虚型）。

当归地黄汤

【组成】当归 12g，熟地黄、桑寄生各 15g，桂枝 12g，大枣 15g。

【制法用法】上药加水适量煎煮，连煎2次，取汁去渣，将2次药汁合并。每日1剂，分2次温服。

【功效主治】补益气血，祛风和营。主治痛风性关节炎间歇期（气血亏虚型）。

枸杞秦艽汤

【组成】枸杞子30g，秦艽、当归各15g，川芎10g。

【制法用法】上药加水适量煎煮，连煎2次，取汁去渣，将2次药汁合并。每日1剂，分2次温服。

【功效主治】补血活血，祛风除湿。主治痛风性关节炎间歇期（气血亏虚型）。

黄芪芍药汤

【组成】黄芪、白芍各15g，制川乌、炙甘草各9g，桂枝6g。

【制法用法】上药加水适量煎煮，连煎2次，取汁去渣，将2次药汁合并。每日1剂，分2次温服。

【功效主治】益气祛风，逐寒止痛。主治痛风性关节炎间歇期（气虚风寒湿痹阻型）。

四物四藤合剂

【组成】当归、赤芍各15g，川芎10g，生地黄、鸡血藤、海风藤、伸筋草、络石藤、桑寄生各25g，独活、地龙各10g。

【制法用法】上药加水适量煎煮，连煎2次，取汁去渣，将2次药汁合并。每日1剂，分2次温服。儿童酌减。

【功效主治】祛风化湿，舒筋活络止痛。主治痛风性关节炎间歇期（气血亏虚型）。

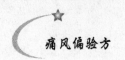

黄芪桂枝五物汤

【组成】黄芪、鸡血藤各 30g，桂枝 6g，当归、白芍各 12g，生姜 3 片，大枣 4 枚，党参、桑枝各 15g。

【制法用法】上药加水适量煎煮，连煎 2 次，取汁去渣，将 2 次药汁合并。每日 1 剂，分 2 次温服。

【功效主治】益气调荣，补血通络。主治痛风性关节炎间歇期（气血亏虚型）。

蠲痹汤

【组成】黄芪 30g，当归（酒炒）15g，独活、桑寄生、赤芍、防风各 12g，甘草各 6g，生姜片 5 片。

【制法用法】上药加水适量煎煮，连煎 2 次，取汁去渣，将 2 次药汁合并。每日 1 剂，分 2 次温服。

【功效主治】益气养血，祛风散寒，活血止痛。主治痛风性关节炎间歇期（气血亏虚型）。

桂枝黄芪汤

【组成】黄芪 30g，黄精、白芍、丝瓜络各 20g，桂枝、陈皮、甘草各 10g，丹参、鸡血藤、威灵仙各 15g，海桐皮 12g。

【制法用法】上药加水适量煎煮，连煎 2 次，取汁去渣，将 2 次药汁合并。每日 1 剂，分 2 次温服。

【功效主治】益气养血，温经散寒，活血通络。主治痛风性关节炎间歇期（气血亏虚型）。

八珍汤

【组成】党参、白术、茯苓、甘草、川芎、熟地黄、当归、白芍、威灵仙、桂枝、羌活各 9g。

【制法用法】上药加水适量煎煮，连煎 2 次，取汁去渣，将 2
次药汁合并。每日 1 剂，分 2 次温服。

【功效主治】补气养血，祛风散寒。主治痛风性关节炎间歇
期（气血亏虚型）。

四君子汤

【组成】黄芪 30g，党参、茯苓、薏苡仁、桑寄生各 15g，白
术、防风、厚朴、陈皮、牛膝各 10g。

【制法用法】上药加水适量煎煮，连煎 2 次，取汁去渣，将 2
次药汁合并。每日 1 剂，分 2 次温服。

【功效主治】补气健脾，利湿通络。主治痛风性关节炎间歇
期（气血亏虚型）。

第二节 食疗偏方

一、粥类偏方

大枣黑米粥

【组成】枸杞子 30g，大枣 20g，黑米 100g，白糖适量。

【制法用法】将枸杞子、大枣、黑米洗净，放入砂锅，加水
适量煮粥，待米熟烂后加入白糖调味，搅匀，再煮 1~2 沸即可。
每日 1 剂，随量食用。

【功效主治】益气补血。治疗痛风间歇期属体质虚弱（气血
亏虚型）。

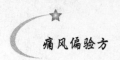

首乌百合粥

【组成】制何首乌 30g，百合 60g，粳米 100g，白糖适量。

【制法用法】将制何首乌煎取药汁；百合洗净，与粳米一起入锅，加水适量，大火煮沸，改小火煎煮成粥，调入药汁、白糖再煮 1~2 沸即可。上、下午分服。

【功效主治】滋补肝肾。适用于痛风性关节炎（肝肾阴虚型）。

枸杞荸荠粥

【组成】枸杞子 15g，荸荠 30g，粳米 50g。

【制法用法】将枸杞子、荸荠（去皮，切块）、粳米洗净后一同放入锅内，加水适量煮成粥。每日 1 剂，随量食用。

【功效主治】滋阴补肾，清热祛湿。适用于痛风性关节炎（肝肾亏虚型）。

人参女贞子粥

【组成】人参 2g，女贞子 30g，粟米 30g，大枣 2 枚，白糖适量。

【制法用法】将人参晒干，研细末备用；将女贞子、粟米、大枣洗净，放入砂锅，加水适量，先用大火煮沸，再改用小火煎煮 30 分钟，待米熟烂后加入人参末及白糖，搅匀，再煮 1~2 沸即可。每日 1 剂，随量食用。

【功效主治】补益肝肾。适用于痛风性关节炎（肝肾亏虚型）。

薏苡仁党参粥

【组成】薏苡仁 30g，党参 15g，大米 100g。

【制法用法】把薏苡仁洗净、去杂质，党参洗净、切片，大米洗净。再将薏苡仁、党参、大米一并放入锅内，加水适量煮粥，先置武火烧沸，再用文火煮 45 分钟即成。每日 1 剂，随量食用。

【功效主治】补气补血，健脾利湿。主治痛风间歇期（气血亏虚湿阻型）。

补虚正气粥

【组成】黄芪 30g，人参 5g，粳米 100g，蜂蜜适量。

【制法用法】将黄芪、人参煎取药汁，去渣；把粳米洗净，放入砂锅，加水适量煮粥，待米熟烂后加入药汁及蜂蜜，搅匀，再煮 1~2 沸即可。每日 1 剂，随量食用。

【功效主治】益气固表。主治痛风间歇期属体质虚弱（气血亏虚型）。

桂枝人参粥

【组成】桂枝、人参各 6g，当归、甘草各 3g，大枣 6 枚，粳米 100g，红糖适量。

【制法用法】将桂枝、当归、甘草煎取药汁，去渣。把人参洗净切片；大枣去核，粳米洗净；然后一起放入砂锅，加水适量煮粥，待米熟烂后加入药汁及红糖，搅匀，再煮 1~2 沸即可。每日 1 剂，随量食用。

【功效主治】益气养血，宣痹通阳。主治痛风间歇期（气血亏虚，胸阳痹阻型）。

山药枸杞粥

【组成】山药 300g，枸杞子 20g，粳米 50g。

【制法用法】将枸杞子、山药（去皮，切小块）、粳米洗净后，一同放入锅内，加水适量熬煮成粥。每日 1 剂，随量食用。

【功效主治】滋阴补肾，健脾补血。适用于痛风性关节炎（脾肾亏虚型）。

枸杞二至粥

【组成】枸杞子、女贞子、墨旱莲各 10g，粳米 100g。

【制法用法】将枸杞子、女贞子、墨旱莲煎取药汁，去渣；粳米洗净放入锅内，加水适量，大火煮沸，改小火煎煮成粥，调入药汁、白糖，再煮 1~2 沸即可。每日 1 剂，随量食用。

【功效主治】补益肝肾。适用于痛风性关节炎（肝肾亏虚型）。

桃仁粥

【组成】桃仁 15g，粳米 100g。

【制法用法】将桃仁捣烂如泥，煎取药汁，去渣；把粳米洗净，放入砂锅，加水适量煮粥，待米熟烂后加入药汁搅匀，再煮 1~2 沸即可。每日 1 剂，随量食用。

【功效主治】活血化瘀，通络止痛。主治痛风性关节炎（痰瘀阻络型）。

川芎牛膝苡仁粥

【组成】川芎 10g，牛膝 15g，薏苡仁 30g。

【制法用法】将薏苡仁洗净，提前浸泡 2 小时。将川芎浸透，切片；牛膝浸透，切段。将川芎、牛膝放入砂锅内，加水 400ml，先用大火煮沸，再用小火煮 25 分钟，停火，过滤去渣，留药液，加入薏苡仁，煮成粥即可。每日 1 剂，随量食用。

【功效主治】活血化瘀，补肝肾。主治痛风性关节炎（瘀血阻络兼脾虚湿重型）。

陈皮红花粥

【组成】陈皮、红花各 6g，粳米 50g，蜂蜜适量。

【制法用法】将陈皮、红花煎取药汁，去渣；把粳米洗净，放入砂锅，加水适量煮粥，待米熟烂后加入药汁搅匀，再煮 1~2 沸，加蜂蜜调味即可。每日 1 剂，随量食用。

【功效主治】活血化瘀，理气健脾。主治痛风性关节炎（痰瘀阻络兼脾虚型）。

三七苡仁粥

【组成】三七 3g，薏苡仁 30g，粟米 50g。

【制法用法】将三七烘干研末；把薏苡仁、粟米洗净，一同放入砂锅，加水适量煮粥，待米熟烂后加入三七末搅匀，再煮 1~2 沸即可。每日 1 剂，随量食用。

【功效主治】活血化瘀，健脾祛湿。主治痛风性关节炎（瘀血阻络兼脾虚湿重型）。

五加皮粥

【组成】五加皮 5~10g，粳米 50g，白糖适量。

【制法用法】将五加皮洗净，加水浸泡，煎取药汁，去渣；再把粳米洗净，放入砂锅，加水适量煮粥，待米熟烂后加入药汁及白糖，搅匀，再煮 1~2 沸即可。每日 1 剂，随量食用。

【功效主治】补肝肾，强筋骨，祛风湿。适用于痛风（肝肾亏虚型），伴腰腿酸痛。

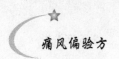

虫草肉桂粥

【组成】冬虫夏草 20g，肉桂 5g，粳米 50g，白糖适量。

【制法用法】将冬虫夏草、肉桂、粳米洗净，一并放入砂锅，加水适量煮成粥，待米熟烂后加白糖搅匀，再煮 1~2 沸即可。每日 1 剂，随量食用。

【功效主治】补肝肾，益精气。适用于痛风（肝肾亏虚型）。

附子粥

【组成】附子（炮）10g，干姜 5g，粳米 100g，蜂蜜适量。

【制法用法】将附子、干姜煎取药汁，去渣；把粳米洗净，放入砂锅，加水适量煮粥，待米熟烂后加入药汁及蜂蜜，搅匀，再煮 1~2 沸即可。每日 1 剂，随量食用。

【功效主治】温补脾肾，散寒止痛。适用于痛风（脾肾阳虚型）。

桂心粥

【组成】桂心末 30g，粳米 100g，白糖适量。

【制法用法】将桂心末与洗净的粳米，一起放入砂锅，加水适量煮粥，待米熟烂后加入白糖适量，搅匀，再煮 1~2 沸即可。每日 1 剂，随量食用。

【功效主治】温补脾肾。适用于痛风（脾肾阳虚型）。

苁蓉羊肉粥

【组成】肉苁蓉 15g，羊精肉 50g，粳米 100g，食盐适量，葱白 2 茎，生姜 3 片。

【制法用法】将肉苁蓉、羊精肉洗净后切细末。先用砂锅煎肉苁蓉取汁，去渣，入羊肉、粳米同煮，待米熟烂后加入食盐、葱白、生姜搅匀，再煮 1~2 沸即可。每日 1 剂，随量食用。

【功效主治】温补脾肾，助阳通络。适用于痛风(脾肾阳虚型)。

甘枣大麦粥

【组成】大麦 50g，大枣 10 枚，粳米 50g，甘草 15g。

【制法用法】将甘草煎取药汁，去渣；把粳米、大麦、大枣洗净，放入砂锅，加水适量煮粥，待米熟烂后加入甘草汁，搅匀，再煮 1~2 沸即可。每日 1 剂，随量食用。

【功效主治】健脾和胃，益气养血。主治痛风间歇期（气血亏虚型）。

二、汤羹偏方

当归生姜羊肉汤

【组成】全当归 20g，生姜 15g，新鲜羊肉 200g，食盐、味精等调味品适量。气虚多汗者，加黄芪 60g；痛甚而呕吐者，加陈皮 30g。

【制法用法】将当归、生姜洗净、切片，用布包好；羊肉洗净切块，然后一并放入砂锅，炖至羊肉熟烂，去药袋，调味即可。每日 1 剂，食羊肉饮汤。

【功效主治】养血益气，温经散寒。主治痛风间歇期（血虚寒滞型）。

首乌煲竹笋汤

【组成】何首乌 20g，竹笋 100g，冬瓜 100g，猪瘦肉 50g，姜、

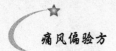

葱各 5g，植物油 50g，食盐少许。

【制法用法】把何首乌烘干打成细粉，竹笋发透、洗净；冬瓜洗净，切薄片；猪瘦肉切薄片，用沸水焯过；姜、葱洗净，姜切片，葱切段。再把锅置武火上烧热，加入植物油，烧至六成热时，加入姜、葱爆香，下入猪瘦肉片、竹笋、何首乌粉，加入清水 400ml，用文火煲 20 分钟，加冬瓜片、食盐，再煲 5 分钟即成。每日 1 剂，随量食用。

【功效主治】补益气血，利湿。主治痛风间歇期（气血亏虚湿阻型）。

参归山药汤

【组成】人参、当归各 10g，山药 60g，香油 3g，葱、姜各 2g。

【制法用法】将人参、当归放入砂锅中，加清水煮沸 10 分钟，再加入山药，略煮至熟后，加香油、葱、姜。每日 1 剂，随量食用。

【功效主治】补血健脾，养心益肾。主治痛风间歇期（气血亏虚型）。

枸寄胡萝卜汤

【组成】枸杞子、桑寄生各 15g，胡萝卜 100g，葱末、姜末、食盐各 3g，味精 1g，花生油 25g，香油 5g。

【制法用法】枸杞子、桑寄生共入锅，水煎 30 分钟，取汁去渣。胡萝卜洗净，切片。锅置火上，花生油烧至七成热，下葱末、姜末爆香，入胡萝卜片翻炒几下、再入药汁、食盐及适量水，中火煮汤，加味精，淋香油即可。佐餐食用。

【功效主治】补益肝肾，利关节。适用于痛风性关节炎（肝

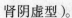

肾阴虚型）。

牛奶胡桃饮

【组成】鲜牛奶 200g，炸核桃仁 60g，生核桃仁 40g，大米 50g，白糖适量。

【制法用法】将核桃仁、大米加清水与牛奶拌匀磨细，过滤取汁备用。另用清水适量烧沸，纳入白糖溶化，倒入滤过液，煮沸即可。每日 1 剂，随量食用。

【功效主治】适用于痛风性关节炎（肺肾阳虚型）。

知柏地黄蜜饮

【组成】知母、黄柏、牡丹皮各 10g，生地黄 15g，蜂蜜 20g。

【制法用法】将前 4 物洗净，入锅加水适量，大火煮沸，改小火煎煮 40 分钟，取汁去渣，待药汁转温后，调入蜂蜜即可。上、下午分服。

【功效主治】适用于痛风性关节炎（肝肾亏虚型）。

三、菜肴偏方

桃仁炒木耳

【组成】黑木耳 100g，桃仁 50g，鸡蛋清 1 个，植物油 50g，干淀粉 20g，食盐、味精各适量。

【制法用法】先将桃仁用水泡软；在碗中将鸡蛋清、少许食盐、干淀粉调成蛋清淀粉；木耳泡发，洗净。把炒锅中倒入植物油，烧至七成热，加入木耳翻炒，再加入桃仁，淋入蛋清淀粉翻炒，将熟时加入少许食盐、味精即可。佐餐食用。

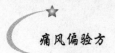

【功效主治】活血化瘀。主治痛风性关节炎（瘀血阻络型）。

寄生桂皮鸡蛋

【组成】桑寄生 30g，肉桂 3g，鸡蛋 1 个。

【制法用法】将上 3 物一起放入砂锅，加水，文火炖煮至蛋熟，将蛋捞出，去壳后，再放入汤内煮 15 分钟即成。饮汤食蛋。

【功效主治】补肝肾，强筋骨，祛风湿。适用于痛风（肝肾虚弱型）。

土茯苓炒肉丝

【组成】土茯苓 30g，猪肉 300g，芹菜 250g，葱、姜、精盐、料酒、植物油各适量。

【制法用法】土茯苓加水煮 30 分钟，滤渣留汁。芹菜切成 3cm 长的段。葱切段，姜切片。猪肉洗净，切成丝。炒锅置火上，放入植物油烧至七成热时，放入葱段、姜丝、料酒爆香，再放入肉丝、芹菜、土茯苓汁、精盐，翻炒 5 分钟即成。佐餐食用。

【功效主治】适用于痛风间歇期。

红花白菊花炒肉片

【组成】红花 6g，白菊花（鲜品）10g，猪瘦肉 250g，葱、姜、精盐、鸡精、料酒、植物油各适量。

【制法用法】将红花、白菊花洗净。猪瘦肉洗净，切成薄片。葱切段，姜切片。将炒锅置武火上烧热，加入植物油烧至六成热时，放入葱、姜爆香，放入猪瘦肉片，加入料酒，待肉变色

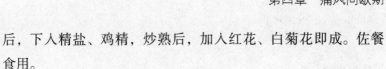

后，下入精盐、鸡精，炒熟后，加入红花、白菊花即成。佐餐食用。

【功效主治】适用于痛风间歇期。

桂枝白茯苓里脊

【组成】白茯苓30g，桂枝10g，猪里脊肉250g，鸡蛋1个，植物油1000ml（实耗60ml），葱、姜、精盐、鸡精、白糖、料酒、酱油、面粉、豆粉、椒盐各适量。

【制法用法】将白茯苓、桂枝研成细粉，过筛。猪里脊肉洗净，切成2cm宽、4cm长的段。葱切花，姜切片。将茯苓粉、桂枝粉、面粉、豆粉、精盐、鸡精、白糖、酱油、料酒、葱、姜、鸡蛋液放入同一个碗内，加清水少许调成糊状，再将猪里脊肉放入挂浆备用。将炒锅置武火上烧热，加入植物油烧至六成热时，用筷子夹住猪里脊肉，逐块放入油锅内炸为金黄色捞出，沥干油分，直至炸完为止。食用时，配1碟椒盐即可。佐餐食用。

【功效主治】适用于痛风间歇期。

丁香当归蒸排骨

【组成】丁香15g，当归20g，猪排骨400g，葱、姜、盐、鸡精、料酒各适量。

【制法用法】将丁香、当归洗净切片。猪排骨剁成3cm长的段。葱切段，姜切片。将猪排骨用精盐、鸡精、料酒拌匀，放在蒸锅内，再下入丁香、当归、葱、姜，用武火蒸25分钟，出锅后即可。佐餐食用。

【功效主治】补血止痛。适用于痛风间歇期。

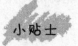

小贴士

容易患痛风的人群

痛风是一种代谢紊乱病，具有一定的遗传倾向，因此对于家族中有痛风史的人，应注意患有痛风的可能。除先天因素外，后天的因素也对痛风发生有很大的影响，从各方面分析，以下人群容易患痛风。

（1）从性别上来说，男人比女人易患痛风，男女发病比例为20：1。而且，女性患痛风的时间几乎都是在绝经以后，这可能与卵巢功能及性激素分泌的改变有一定关系。

（2）从年龄上来说，年龄大的人比年轻的人易患痛风，通常痛风的发病年龄在45岁左右。不过，由于近年来人们生活水平普遍提高，营养过剩，运动减少，痛风正在向低龄化发展。现在30岁左右的痛风患者也很常见。

（3）从体重上来说，肥胖的中年男性，尤其是不爱运动、进食肉类蛋白质较多、营养过剩的人更易患痛风。

（4）从职业上来说，企事业干部、军人、教师、私营企业主等社会应酬较多和脑力劳动者易患痛风。

（5）从饮食上来说，进食高嘌呤饮食过多的人易患痛风，贪食肉类的人比素食的人易患痛风。另外，酗酒的人也易患痛风。

第五章 预防痛风复发

痛风的复发除与高尿酸血症、高嘌呤饮食、劳累、感受寒凉、外伤、情志因素有关外，还与湿、浊、痰、瘀等病理因素有关。脾虚酿湿生痰；肾虚清浊不分，均可导致痛风复发或迁延不愈。因此，预防痛风复发的中医治疗，应当分清虚实，辨别标本，辨证施治。

第一节 中药内服偏验方

一、湿浊蕴结型

茯苓车前子汤

【组成】茯苓、车前子各30g。

【制法用法】上药加水适量煎煮，连煎2次，取汁去渣，将2次药汁合并。每日1剂，分2次温服。2个月为1个疗程，一般治疗1~2个疗程。

【功效主治】健脾除湿，益肾清热。适用于脾肾两虚夹湿型痛风的预防治疗。

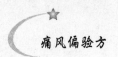

薏仁土苓汤

【组成】薏苡仁、土茯苓各 30g，蚕沙 15g。

【制法用法】上药加水适量煎煮，连煎 2 次，取汁去渣，将 2 次药汁合并。每日 1 剂，分 2 次温服。2 个月为 1 个疗程，一般治疗 1~2 个疗程。

【功效主治】健脾除湿，化湿泻浊。适用于脾虚湿蕴型痛风的预防治疗。

三皮饮

【组成】茯苓皮、冬瓜皮、桑白皮各 30g。

【制法用法】上药加水适量煎煮，连煎 2 次，取汁去渣，将 2 次药汁合并。每日 1 剂，分 2 次温服。2 个月为 1 个疗程，一般治疗 1~2 个疗程。

【功效主治】健脾清热除湿。适用于脾虚湿蕴型痛风的预防治疗。

萆苓二泽汤

【组成】萆薢、土茯苓、泽兰、泽泻各 15~30g，黄芪、当归各 20g，白术、苍术、陈天南星、防己、蚕沙（布包）各 12g。

【制法用法】上药加水适量煎煮，连煎 2 次，取汁去渣，将 2 次药汁合并。每日 1 剂，分 2 次温服。

【功效主治】利湿消肿，活血化瘀，通络止痛。适用于脾虚湿蕴型痛风的预防治疗。

二、痰瘀痹阻型

散瘀散

【组成】丹参、山慈菇、大黄各30g，三七、土鳖虫、乳香各15g。

【制法用法】上药烘干研末，过80目筛，装瓶备用。每次6g，每日2次，温开水冲服。2个月为1个疗程。

【功效主治】活血化瘀，化痰通络止痛。适用于痰瘀痹阻型痛风的预防治疗。

珍珠莲根饮

【组成】珍珠莲根、钻地风根、毛竹根、牛膝、丹参各30g，黄酒适量。

【制法用法】上药加水适量煎煮，连煎2次，取汁去渣，将2次药汁合并，兑适量黄酒。每日1剂，分2次温服。

【功效主治】活血祛风，通络止痛。适用于痰瘀痹阻型痛风的预防治疗。

葛凌饮

【组成】葛根50g，凌霄花根10g。

【制法用法】上药加水适量煎煮，连煎2次，取汁去渣，将2次药汁合并。每日1剂，分2次温服。

【功效主治】活血化瘀，祛风止痛。适用于痰瘀痹阻型痛风的预防治疗。

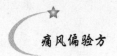
除痹化瘀汤

【组成】丹参、黄芪、薏苡仁、刘寄奴、忍冬藤、泽泻各15g，秦艽、地龙、防己（先煎）、地龙各7.5g，苍术、萆薢各6g，黄柏5g。

【制法用法】上药加水适量煎煮，连煎2次，取汁去渣，将2次药汁合并。每日1剂，分2次温服。

【功效主治】清热利湿泻浊，活血化瘀除痹。适用于痰瘀痹阻型痛风的预防治疗。

三、湿热阻痹型

金钱草车前草饮

【组成】金钱草、车前草各15g。

【制法用法】上药加水适量煎煮，取汁去渣。每日1剂，代茶频饮。

【功效主治】清热利湿通络。适用于湿热阻痹型痛风的预防治疗。

土茯苓饮

【组成】土茯苓30g。

【制法用法】上药加水适量煎煮，取汁去渣。每日1剂，代茶频饮。

【功效主治】清热解毒祛湿。适用于湿热阻痹型痛风的预防治疗。

绿茶葛蓝饮

【组成】绿茶、绞股蓝、葛根各15g。

【制法用法】上药共研为粗末，加沸水浸泡 10 分钟。代茶频饮，每日不少于 4 杯。

【功效主治】清热解毒祛湿。适用于湿热阻痹型痛风的预防治疗。

金钱草饮

【组成】金钱草 60~120g。

【制法用法】上药加水适量煎煮，取汁去渣。每日 1 剂，代茶频饮。

【功效主治】适用于湿热阻痹型痛风的预防治疗。

苍灵汤

【组成】苍术、威灵仙、黄柏、白芍、甘草各 10g。

【制法用法】上药加水适量煎煮，连煎 2 次，取汁去渣，将 2 次药汁合并。每日 1 剂，分 2 次温服。2 个月为 1 个疗程，一般治疗 1~2 个疗程。

【功效主治】清热除湿，活血通络。适用于湿热阻痹型痛风的预防治疗。

薏薢四妙汤

【组成】薏苡仁、忍冬藤、萆薢各 20g，苍术、黄柏、当归、甘草各 10g，生地黄、牛膝、蚕沙、络石藤各 15g。

【制法用法】上药加水适量煎煮，连煎 2 次，取汁去渣，将 2 次药汁合并。每日 1 剂，分 2 次温服。5 天为 1 个疗程。

【功效主治】清热除湿，通络止痛。适用于湿热阻痹型痛风的预防治疗。

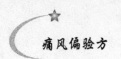

四、脾肾阳虚型

术附防己汤

【组成】白术、制附子（先煎）、防己（先煎）、甘草各 10g。

【制法用法】上药加水适量煎煮，连煎 2 次，取汁去渣，将 2 次药汁合并。每日 1 剂，分 2 次温服。2 个月为 1 个疗程，一般治疗 1~2 个疗程。

【功效主治】温补脾肾。适用于脾肾阳虚型痛风的预防治疗。

杜仲山药汤

【组成】杜仲、川续断各 15g，薏苡仁、草薢各 30g。

【制法用法】上药加水适量煎煮，连煎 2 次，取汁去渣，将 2 次药汁合并。每日 1 剂，分 2 次温服。2 个月为 1 个疗程，一般治疗 1~2 个疗程。

【功效主治】强筋补肾，清热祛湿。适用于脾肾阳虚型痛风的预防治疗。

黄芪金钱汤

【组成】黄芪 30g，狗脊、金钱草、车前草各 15g。

【制法用法】上药加水适量煎煮，连煎 2 次，取汁去渣，将 2 次药汁合并。每日 1 剂，分 2 次温服。2 个月为 1 个疗程，一般治疗 1~2 个疗程。

【功效主治】益气补肾，清热燥湿。适用于脾肾阳虚型痛风的预防治疗。

益肾泻浊饮

【组成】桑寄生、熟地黄、萆薢、薏苡仁、土茯苓各 30g，肉苁蓉、续断、泽泻、板蓝根各 15g，白术、三七各 10g。

【制法用法】上药加水适量煎煮，连煎 2 次，取汁去渣，将 2 次药汁合并。每日 1 剂，分 2 次温服。

【功效主治】补肾温阳，泻浊化湿。适用于脾肾阳虚型痛风的预防治疗。

五、肝肾亏虚型

杞子巴膝汤

【组成】枸杞子、巴戟天、牛膝各 15g，桑寄生 30g。

【制法用法】上药加水适量煎煮，连煎 2 次，取汁去渣，将 2 次药汁合并。每日 1 剂，分 2 次温服。2 个月为 1 个疗程，一般治疗 1~2 个疗程。

【功效主治】补益肝肾。适用于肝肾亏虚型痛风的预防治疗。

寄生二秦汤

【组成】桑寄生 30g，秦艽、秦皮各 15g。

【制法用法】上药加水适量煎煮，连煎 2 次，取汁去渣，将 2 次药汁合并。每日 1 剂，分 2 次温服。2 个月为 1 个疗程，一般治疗 1~2 个疗程。

【功效主治】补益肝肾，清热燥湿。适用于肝肾亏虚型痛风的预防治疗。

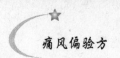
龟甲牛膝汤

【组成】龟甲、牛膝、葛根各 30g。

【制法用法】上药加水适量煎煮，连煎 2 次，取汁去渣，将 2 次药汁合并。每日 1 剂，分 2 次温服。2 个月为 1 个疗程，一般治疗 1~2 个疗程。

【功效主治】滋阴补肾，活血通络。适用于肝肾亏虚型痛风的预防治疗。

六、肾阴亏虚型

山地百合汤

【组成】山药、熟地黄、百合各 30g。

【制法用法】上药加水适量煎煮，连煎 2 次，取汁去渣，将 2 次药汁合并。每日 1 剂，分 2 次温服。2 个月为 1 个疗程，一般治疗 1~2 个疗程。

【功效主治】滋阴补肾。适用于肾阴亏虚型痛风的预防治疗。

杞子寄生汤

【组成】枸杞子 15g，桑寄生、生地黄各 30g。

【制法用法】上药加水适量煎煮，连煎 2 次，取汁去渣，将 2 次药汁合并。每日 1 剂，分 2 次温服。2 个月为 1 个疗程，一般治疗 1~2 个疗程。

【功效主治】滋阴补肾清热。适用于肾阴亏虚型痛风的预防治疗。

寄生龙藤汤

【组成】桑寄生、络石藤各 30g，地龙 15g。

【制法用法】上药加水适量煎煮，连煎 2 次，取汁去渣，将 2 次药汁合并。每日 1 剂，分 2 次温服。2 个月为 1 个疗程，一般治疗 1~2 个疗程。

【功效主治】滋阴补肾，祛风通络。适用于肾阴亏虚型痛风的预防治疗。

杞菊地黄汤

【组成】枸杞子、山药、白芍、生地黄、山茱萸、茯苓、桑寄生、萆薢各 15g，泽泻 12g，野菊花、牡丹皮、甘草各 10g。

【制法用法】上药加水适量煎煮，连煎 2 次，取汁去渣，将 2 次药汁合并。每日 1 剂，分 2 次温服。2 个月为 1 个疗程，一般治疗 1~2 个疗程。

【功效主治】滋阴补肾。适用于肾阴亏虚型痛风的预防治疗。

首乌地黄汤

【组成】制何首乌、熟地黄、山药、山茱萸、茯苓、桑寄生、女贞子各 15g，络石藤、忍冬藤各 30g，地龙、甘草各 10g。

【制法用法】上药加水适量煎煮，连煎 2 次，取汁去渣，将 2 次药汁合并。每日 1 剂，分 2 次温服。2 个月为 1 个疗程，一般治疗 1~2 个疗程。

【功效主治】滋阴补肾，清热燥湿。适用于肾阴亏虚型痛风的预防治疗。

肾阴虚损膏方

【组成】生地黄、熟地黄、山药、女贞子、墨旱莲、茯苓、炒薏苡仁、板蓝根各 300g，黄芪、车前子、络石藤各 400g，地龙 150g。

【制法用法】上药加水适量浓煎，取汁去渣，浓缩，加饴糖收膏。每日 2 次，每次 10g，早晚空腹服用。上述药共为 1 料，一般连服 2~3 料。忌吃辛辣及易动火之物，忌肥甘油腻、高嘌呤食物。

【功效主治】滋补肾阴，利水通络。适用于预防痛风复发，证属肾阴虚损型。

七、气阴两虚型

黄芪百合饮

【组成】黄芪、百合各 30g。

【制法用法】上药加水适量煎煮，连煎 2 次，取汁去渣，将 2 次药汁合并。每日 1 剂，分 2 次温服。2 个月为 1 个疗程，一般治疗 1~2 个疗程。

【功效主治】益气养阴清热。适用于气阴两虚型痛风的预防治疗。

参合车前子汤

【组成】太子参、百合、车前子（包煎）各 30g。

【制法用法】上药加水适量煎煮，连煎 2 次，取汁去渣，将 2 次药汁合并。每日 1 剂，分 2 次温服。2 个月为 1 个疗程，一般治疗 1~2 个疗程。

【功效主治】补气滋阴，清热利湿。适用于气阴两虚型痛风的预防治疗。

寄生芪泽汤

【组成】桑寄生、黄芪各 30g，泽泻 15g。

【制法用法】上药加水适量煎煮，连煎 2 次，取汁去渣，将 2

次药汁合并。每日 1 剂，分 2 次温服。2 个月为 1 个疗程，一般治疗 1~2 个疗程。

【功效主治】益气养阴，清热燥湿，通络。适用于气阴两虚型痛风的预防治疗。

参麦地黄汤

【组成】太子参、生地黄、络石藤各 30g，山茱萸、地龙、泽泻、茯苓、金钱草各 15g，牡丹皮 10g。

【制法用法】上药加水适量煎煮，连煎 2 次，取汁去渣，将 2 次药汁合并。每日 1 剂，分 2 次温服。2 个月为 1 个疗程，一般治疗 1~2 个疗程。

【功效主治】益气养阴，清热利湿。适用于气阴两虚型痛风的预防治疗。

四君杞地汤

【组成】党参、白术、茯苓、生地黄、枸杞子、山药、泽泻各 15g，百合、车前子（包煎）、玉米须各 30g，牡丹皮 10g。

【制法用法】上药加水适量煎煮，连煎 2 次，取汁去渣，将 2 次药汁合并。每日 1 剂，分 2 次温服。2 个月为 1 个疗程，一般治疗 1~2 个疗程。

【功效主治】益气养阴，清热利湿。适用于气阴两虚型痛风的预防治疗。

生脉饮

【组成】党参、麦冬、山药、黄芪、茯苓、泽泻、萆薢各 15g，生地黄、百合、络石藤各 30g，山茱萸、泽兰各 12g。

【制法用法】上药加水适量煎煮，连煎2次，取汁去渣，将2次药汁合并。每日1剂，分2次温服。2个月为1个疗程，一般治疗1~2个疗程。

【功效主治】益气养阴，清热利湿。适用于气阴两虚型痛风的预防治疗。

肾病期气阴两虚膏方

【组成】党参、菟丝子、山药、茯苓、白术、白芍、枸杞子、当归、薏苡仁各300g，黄芪、车前子、络石藤各400g，川芎、地龙各150g。

【制法用法】上药加水适量浓煎，取汁去渣，浓缩，加饴糖收膏。每日2次，每次10g，早晚空腹服用。上药共为1料，一般连服2~3料。忌吃辛辣及易动火之物，忌肥甘油腻、高嘌呤食物。

【功效主治】益气养阴。适用于预防痛风肾病期复发，证属气阴两虚型的治疗。

第二节　食疗偏方

一、粥类偏方

合芪大麦粥

【组成】黄芪、百合各30g，大麦50g，大枣10枚，粳米50g，甘草15g。

【制法用法】将黄芪、百合、甘草煎取药汁，去渣；把粳米、大麦、大枣洗净，放入砂锅，加水适量煮粥，待米熟烂后加入甘草汁，搅匀，再煮 1~2 沸即可。每日 1 剂，随量食用。

【功效主治】益气养阴。适用于气阴两虚型痛风的预防食疗。

苡仁慈菇党参粥

【组成】薏苡仁 30g，山慈菇、党参各 15g，大米 100g。

【制法用法】把薏苡仁洗净、去杂质，山慈菇、党参洗净、切片，大米洗净。先将山慈菇、党参煎取药汁，去渣；再放入薏苡仁、大米一并加水适量煮粥，先置武火烧沸，再用文火煮 45 分钟即成。每日 1 剂，随量食用。

【功效主治】补气健脾，利湿消肿。适用于脾虚湿结型痛风的预防食疗。

参芪苡仁粥

【组成】黄芪、薏苡仁各 30g，人参 5g，粳米 100g，蜂蜜适量。

【制法用法】将黄芪、人参煎取药汁，去渣；把粳米、薏苡仁洗净，放入砂锅，加水适量煮粥，待米熟烂后加入药汁及蜂蜜，搅匀，再煮 1~2 沸即可。每日 1 剂，随量食用。

【功效主治】益气健脾祛湿。适用于脾虚湿阻型痛风的预防食疗。

赤豆薏仁粥

【组成】赤小豆、薏苡仁各 50g。

【制法用法】将赤小豆、薏苡仁洗净，一起放入砂锅，加水适量煮粥，待熟烂后加入白糖适量，搅匀，再煮 1~2 沸即可。每日 1 剂，随量食用。

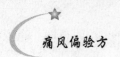

【功效主治】清热渗湿。适用于湿热阻痹型痛风的预防治疗。

土茯苓粳米粥

【组成】土茯苓 30g，粳米 50g。

【制法用法】将土茯苓片煎取药液，再入洗净的粳米，加水适量煮粥，待米熟烂后加入白糖适量，搅匀，再煮 1~2 沸即可。每日 1 剂，随量食用。

【功效主治】清热解毒，利湿通络。适用于湿热阻痹型痛风的预防治疗。

山药枸杞粥

【组成】山药 300g，枸杞子 20g，粳米 50g。

【制法用法】将枸杞子、山药（去皮、切小块）、粳米洗净后，一同放入锅内，加水适量熬煮成粥。每日 1 剂，随量食用。

【功效主治】滋阴补肾，健脾补血。适用于肾阴亏虚型痛风的预防治疗。

枸杞二至粥

【组成】枸杞子、女贞子、墨旱莲各 10g，粳米 100g。

【制法用法】将枸杞子、女贞子、墨旱莲煎取药汁，去渣。粳米洗净放入锅内，加水适量，大火煮沸，改小火煎煮成粥，调入药汁、白糖，再煮 1~2 沸即可。每日 1 剂，随量食用。

【功效主治】补益肝肾。适用于肾阴亏虚型痛风的预防治疗。

山菊百合粥

【组成】山药、百合、薏苡仁各 30g，粳米 50g。

【制法用法】将山药、百合、薏苡仁与粳米洗净，一起放入砂锅，加水适量煮粥，待诸味熟烂后加入白糖适量，搅匀，再煮1~2沸即可。每日1剂，随量食用。

【功效主治】滋阴补肾，健脾祛湿。适用于肝肾亏虚型痛风的预防治疗。

虫草杞子肉桂粥

【组成】冬虫夏草20g，枸杞子10g，肉桂5g，粳米50g，白糖适量。

【制法用法】将冬虫夏草、枸杞子、肉桂、粳米洗净，一并放入砂锅，加水适量煮成粥，待米熟烂后加白糖搅匀，再煮1~2沸即可。每日1剂，随量食用。

【功效主治】温阳补肾。适用于脾肾阳虚型痛风的预防治疗。

附子白术干姜粥

【组成】附子（炮）、白术各10g，干姜5g，粳米100g，蜂蜜适量。

【制法用法】将附子、白术、干姜煎取药汁，去渣。把粳米洗净，放入砂锅，加水适量煮粥，待米熟烂后加入药汁及蜂蜜，搅匀，再煮1~2沸即可。每日1剂，随量食用。

【功效主治】温补脾肾，散寒止痛。适用于脾肾阳虚型痛风的预防治疗。

山药桂心粥

【组成】山药片、桂心末各30g，粳米100g，白糖适量。

【制法用法】将山药片、桂心末与洗净的粳米，一起放入砂

锅，加水适量煮粥，待米熟烂后加入白糖适量，搅匀，再煮 1~2
沸即可。每日 1 剂，随量食用。

【功效主治】温补脾肾。适用于脾肾阳虚型痛风的预防治疗。

苁蓉苡仁羊肉粥

【组成】肉苁蓉、薏苡仁各 15g，羊精肉 50g，粳米 100g，食
盐适量，葱白 2 茎，生姜 3 片。

【制法用法】将薏苡仁洗净，肉苁蓉、羊精肉洗净后切细末。
先用砂锅煎肉苁蓉取汁，去渣，入羊肉、薏苡仁、粳米同煮，待
米熟烂后加入食盐、葱白、生姜搅匀，再煮 1~2 沸即可。每日 1
剂，随量食用。

【功效主治】温补脾肾。适用于脾肾阳虚型痛风的预防治疗。

薏苡仁粥

【组成】薏苡仁、粳米各 50g。

【制法用法】将薏苡仁、粳米洗净，一同放入锅中，加水煮
烂成粥。每日 1 剂，早晚分食。

【功效主治】健脾除湿。适用于预防脾虚湿蕴型痛风。

防风薏米粥

【组成】薏苡仁 50g，防风 10g，粳米 60g，红糖适量。

【制法用法】将防风煎取药汁，放入洗净的薏苡仁与粳米，
加水适量煮粥，加入红糖调味食用。早晚分食。

【功效主治】清热祛风，除湿止痹。适用于预防风湿痹阻型
痛风。

陈皮茯苓粳米粥

【组成】陈皮丝 10g，粳米 50g，白茯苓 15g，薏苡仁 30g。

【制法用法】将白茯苓研成细末，粳米、陈皮丝、薏苡仁淘洗干净。然后一同放入砂锅，加水 500ml，用旺火烧沸后转用小火熬煮成稀粥。早晚分食。

【功效主治】行气健脾，化湿消肿。适用于预防脾虚湿蕴型痛风。

白茯苓百合粥

【组成】白茯苓、百合各 15g，粳米 60g，红糖适量。

【制法用法】将白茯苓、百合研成细末，与粳米一同放入锅中煮粥，再加入红糖调味食用。早晚分食。

【功效主治】渗湿利水，益脾和胃，宁心安神。适用于预防脾虚湿蕴型痛风。

二、汤羹偏方

芪乌煲芦笋汤

【组成】黄芪、何首乌各 20g，芦笋 100g，冬瓜 100g，猪瘦肉 50g，姜、葱各 5g，植物油 50g，食盐少许。

【制法用法】把黄芪、何首乌烘干打成细粉，芦笋洗净、切片；冬瓜洗净，切薄片；猪瘦肉切薄片，用沸水焯过；姜、葱洗净，姜切片，葱切段。再把锅置武火上烧热，加入植物油，烧至六成热时，加入姜、葱爆香，下入猪瘦肉片、芦笋片、黄芪何首乌粉（布包），加入清水 400ml，用文火煲 20 分钟，加冬瓜片、食盐，再煲 5 分钟即成。每日 1 剂，随量食用。

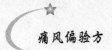

【功效主治】适用于气阴两虚型痛风的预防食疗。

乌龟木耳汤

【组成】龟甲、黑木耳各 15g。

【制法用法】上物洗净、去杂质，加水适量煎制成汤，调味即成。每日 1~2 剂，分 2 次温服。7 天为 1 个疗程，一般治疗 1~2 个疗程。

【功效主治】滋肾益肝。适用于肝肾亏虚型痛风的预防治疗。

寄生鸭蛋

【组成】桑寄生、葛根各 30g，青壳鸭蛋 1 个。

【制法用法】上物加水适量煎煮 1 小时。每日 1 剂，饮汤食鸭蛋。

【功效主治】滋肾益肝。适用于肝肾亏虚型痛风的预防治疗。

山慈菇三七蜜

【组成】山慈菇、三七各 5g，蜂蜜 1 勺。

【制法用法】山慈菇、三七加水适量煎煮取汁，加入蜂蜜调匀。每日 1 剂，温服。

【功效主治】化痰散结，化瘀消肿。适用于痰瘀痹阻型痛风的预防治疗。

白芥莲子山药糕

【组成】白芥子粉 5g，莲子粉 100g，鲜山药 200g，陈皮丝 5g，大枣肉 200g。

【制法用法】先将山药去皮切片，再将枣肉捣碎，与莲子粉、陈皮丝混合，加水适量，调和均匀，蒸糕做早餐用。每次食50~100g。

【功效主治】益气通痹。适用于痰瘀痹阻型痛风的预防治疗。

萝卜汁

【组成】东北雌性红萝卜1000g，蜂蜜适量。

【制法用法】将洗净的"东北雌性红萝卜"切成1cm×1cm的块，放入榨汁机内榨成汁，然后放入45℃以下200ml的温开水，加蜂蜜适量，制成混合汁。每日2次，10分钟内服完，否则易被空气氧化，影响疗效。此方法不宜临睡前使用；胃病患者不可榨汁服，必须细细咀嚼。

【功效主治】适用于湿热阻痹型痛风的预防治疗。

三、菜肴偏方

桂枝炖鲜藕

【组成】桂枝15g，鲜藕300g，猪排骨200g，葱、姜、精盐、鸡精、料酒各适量。

【制法用法】桂枝洗净，切成段。鲜藕洗净，切成块。猪排骨切成3cm长的段。将桂枝、鲜藕、猪排骨同时放入炖锅中，加水500ml，用武火烧沸后，调入葱、姜、料酒，转用文火炖30分钟，调入精盐、鸡精即成。佐餐食用。

【功效主治】解毒散寒，温经通络。适用于痛风的预防。

薏苡仁炖冬瓜

【组成】薏苡仁280g，冬瓜200g，葱、姜、精盐、鸡精、料

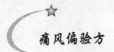

酒、鸡油各适量。

【制法用法】薏苡仁洗净。冬瓜去皮洗净,切成 2cm 宽、4cm 长的块,葱切段,姜切片。将薏苡仁、冬瓜、葱段、姜片、料酒同放入炖锅中,加水 800ml,置武火上烧沸,再用文火炖煮 30 分钟,加入精盐、鸡精、鸡油即成。佐餐食用。

【功效主治】清热解毒,祛风除湿。适用于痛风的预防。

牛膝黄豆炖海带

【组成】牛膝 15g,黄豆 30g,干海带 150g,葱、姜、精盐、鸡精、植物油各适量。

【制法用法】将牛膝、黄豆洗净,用清水浸泡 60 分钟。干海带用温水泡涨泡软,切成 3cm 见方的块。葱、姜切成丝。将炒锅置武火上烧热,加入植物油,烧至七成热时,放入葱、姜爆香,放入牛膝、黄豆、海带、精盐、鸡精,再加清水适量,炖 30 分钟即可。佐餐食用。

【功效主治】适用于痛风的预防。

桑寄生煲鸡蛋

【组成】桑寄生 30g,鸡蛋 1 只。

【制法用法】将桑寄生和鸡蛋一起放入砂锅,加水用文火炖煮,鸡蛋熟后捞出,去壳再放入汤内煮 15 分钟即成,饮汤吃蛋。佐餐食用。

【功效主治】补肝益肾,强筋健骨。适用于痛风的预防。

秦艽煲瘦肉

【组成】秦艽 30g,猪瘦肉 50g,调料适量。

【制法用法】将猪瘦肉洗净、切块，与洗净的秦艽共入煲内，加适量清水，文火煮至肉烂，调味即可。喝汤食肉，随量服食。

【功效主治】清热化湿，宣痹止痛。适用于湿热痹阻型痛风的预防。

小贴士

痛风的辨证要点

对于痛风的辨证，首先应辨别风寒湿痹与热痹之不同。热痹以关节红肿、灼热、疼痛，发热、舌红、脉数等为特点，风寒湿痹则以关节痛、阴雨天加重，舌苔白，脉紧或缓或迟为特征。风寒湿痹又当分辨风寒湿偏胜之不同。病久痹痛，应注意辨明有无痰瘀阻络、气血亏虚及肝、脾、肾损伤的症候。

临床上应与"痿证"相鉴别，痿证以痿弱不用为其特点，常表现为肌肉瘦削，以下肢为多见，关节一般不痛。而痹证则以关节疼痛为主。

第六章 痛风外用偏验方

一、外敷偏验方

大黄二柏散

【组成】大黄、侧柏叶各 30g，泽兰、黄柏、薄荷各 15g。

【制法用法】共研细末，用水蜜各半调成糊状，敷贴患处。每日 1 次。

【功效主治】适用于痛风（湿热蕴结型）。

虎杖外敷膏

【组成】虎杖 100g，樟脑 16g，医用凡士林 280g。

【制法用法】先将虎杖打粉过 80 目筛，樟脑用适量 50% 乙醇溶化后倒入虎杖粉中。凡士林加热融化成液状，把虎杖粉倒入，同时不断搅拌均匀，加盖放置冷却成膏状即成。用时依据患关节的大小形态，裁剪合适的敷料，将药膏涂在敷料上 2~3mm 厚，敷在患处，纱布绷带包扎。隔日换药 1 次，直至痊愈。

【功效主治】适用于痛风（湿热瘀阻型）。

痛风膏

【组成】黄柏90g，生大黄、姜黄、白芷、天花粉、厚朴、陈皮各60g，甘草、生半夏、生天南星各30g，冰片20g。

【制法用法】将上述药物研成细末，熬成膏状。视患处部位大小，将膏药平摊于布上，温贴痛处，并用绷带固定。每两天换药1次。治疗期间患者禁忌饮酒、食用海鲜品以及动物内脏等。

【功效主治】适用于痛风。

自拟痛风膏

【组成】苍术100g，黄柏100g，川牛膝50g，厚朴30g，牡丹皮50g，青黛50g，冰片30g，薏苡仁50g，银花藤50g，苦参50g。

【制法用法】以上诸药加工成细粉，以温水调成膏状，每个部位选料10g，均匀涂抹于自制药垫上，敷贴于患处，8~12小时后拆除。每日1次，7日为1个疗程。

【功效主治】适用于痛风。

双柏散

【组成】大黄2份，侧柏叶2份，黄柏1份，泽兰1份，薄荷1份。

【制法用法】按比例制成散剂，将双柏散粉末倒入碗内，加入适量蜂蜜水调和成糊状。用时以生理盐水棉球擦洗患处，将调好的药物平摊在胶布上，厚薄适中，再放入微波炉中加热1分钟，立即敷于患处。每日1次。

【功效主治】适用于急性痛风性节炎。

慈军散外敷膏

【组成】山慈菇、生大黄、水蛭各 200g, 玄明粉 300g, 甘遂 100g。

【制法用法】上方诸药共研细末, 过 100 目筛, 消毒, 混匀, 装瓶备用。用时每次 3~5g, 以薄荷油调匀外敷患部关节。每日 1 次, 隔日 1 次。10 日为 1 个疗程。

【功效主治】适用于痛风。

芙麻外敷膏

【组成】芙蓉叶、生大黄、赤小豆、麻黄、连翘各 15g。

【制法用法】将上述诸药共研为末, 按 4:6 之比例加入凡士林, 调和为膏, 敷贴于患处。每日 1 次, 10 次为 1 个疗程。

【功效主治】适用于痛风。

栀子外敷膏

【组成】栀子 25g, 鸡蛋清 1 个。

【制法用法】用高度烧酒调成糊状, 敷在痛处, 外面用纱布包好。每日换 1 次, 一般 2~3 天即可见效, 无任何不良反应。

【功效主治】适用于痛风。

清热痛痹膏

【组成】石膏、金银花各 30g, 知母、黄柏、苍术、黄连、黄芩、赤芍、延胡索、大黄、栀子各 10g。

【制法用法】上药共研细末, 加醋调和成膏状, 外敷患处。每日 1 次。

四黄散外敷膏

【组成】大黄、栀子、黄柏、黄芩各等份。

【制法用法】共研成极细末，用醋或水调成糊状，外敷患处。每日1次。

【功效主治】适用于痛风关节疼痛。

黄柏散外敷治痛风

【组成】大黄、黄柏、侧柏叶、泽兰、薄荷各10g。

【制法用法】上药共研细末，加蜂蜜调和，外敷患处。每日1次。

【功效主治】适用于痛风关节疼痛。

四色散外敷膏

【组成】黄柏、白芷、青黛、红花各10g。

【制法用法】共研细末，加蜂蜜调和，外敷患处。每日1次。

【功效主治】适用于痛风关节疼痛。

宣痹止痛汤

【组成】薏苡仁30g，丹参20g，土茯苓、车前子、威灵仙、独活各15g，白术12g，细辛3g。

【制法用法】以上药物经煎煮、浓缩、干燥、粉碎制成膏剂，外敷红肿热痛处。每日2次。

【功效主治】清热祛湿，通络除痹。适用于原发性痛风。

痛风膏

【组成】威灵仙、黄柏、冰片各20g，赤芍15g，乳香、没药各 12g，浙贝母 9g，甘草 3g。

【制法用法】以上药物经煎煮、浓缩、干燥、粉碎制成膏剂，外敷红肿热痛处。每日 2 次。

【功效主治】清热祛湿，通络除痹。适用于原发性痛风。

水调散

【组成】泽泻 50g，萆薢 30g，青风藤、秦艽各 20g，白术、当归各 15g，黄柏 10g，僵蚕 9g。

【制法用法】上药研细末，涂于纱布上外敷患处。每日换药数次。

【功效主治】祛风除湿，通络止痛。适用于急性痛风性关节炎（风湿夹瘀热型）。

丹七止痛膏

【组成】丹参 30g，三七、乳香、没药、川芎、冰片各 20g。

【制法用法】上药研成粉末，加熟凡士林制成膏状，装盒备用。敷药前将局部清洗干净，取丹七止痛膏 1 盒，用棉签取药膏敷于肿痛的关节处，药膏敷盖的范围要大于红肿范围，再用纱布包扎，固定 24 小时后揭除，并清洗局部，观察皮肤有无红疹、瘙痒，再敷。6 次为 1 个疗程。

【功效主治】清热利湿，祛风通络。适用于痛风性关节炎急性发作期（风湿热痹型）。

风火软膏

【组成】防风、白芷、川乌各等份，大葱适量。

【制法用法】上药共捣烂成膏。用热黄酒调敷患处。2~3 日后用大红辣椒、艾叶煎汤熏洗后再敷药，包好。若皮肉热痛用清油搽之。

【功效主治】祛风通痹止痛。适用于痛风性关节炎（风寒湿痹型）。

三黄柏外敷方

【组成】大黄、黄柏、黄芩、青黛、虎杖、大青叶、白芷、生地、丹皮各等份。

【制法用法】以上中药开水及蜂蜜冲调，待凉后适量敷于患处。每天2次，每日1剂。

【功效主治】清热除湿，通络止痛。适用于急性痛风性关节炎（湿热痹阻型）。

中药通1号膏

【组成】大黄500g，路路通500g，配以500g蜂蜜制成膏剂。

【制法用法】根据肿痛部位的大小，将中药1号膏涂抹于大小适中的纱布垫上，敷于患处，敷药厚度约0.3~0.5cm，用绷带包扎或胶布固定，再以保鲜膜覆盖，防止药物外浸。每天1次，7天为1个疗程。

【功效主治】清热化瘀，通络止痛。适用于急性痛风性关节炎（瘀热痹阻型）。

九制松香膏

【组成】松香750g。

【制法用法】松香用清水煮烊，拉拔过倾去水，再换水煮，再拉拔换水，如此以10遍为度，其末另用桐油750g，浸药，舂

五、夏三、秋七、冬十日，熬枯滤去渣再熬，先入广胶 120g，等溶化则成，以膏外敷。每日 1 次。

【功效主治】祛风除湿，通络止痛。适用于痛风性关节炎（风湿痹型）。

二、擦洗偏验方

防风独活方

【组成】防风、独活、当归、红花、白芷、延胡索、川芎、威灵仙、大黄、栀子、生地黄各 100g。

【制法用法】上药共研成粉末，以每包 100g 装包备用。使用时将药粉放入盆内，加入 80℃左右的热水 5000ml，待自然冷却到 45℃左右，将患肢放到药水中浸泡或用毛巾渗透药液敷洗患处。每日 1 剂，每次洗浴 20~30 分钟。

【功效主治】适用于急性痛风性关节炎。

樟木屑洗方

【组成】樟木屑 2000g。

【制法用法】加水 2000ml，用大火煮沸后，改用小火再煮 40 分钟，待温时浸洗，每次浸洗 40~60 分钟，每日 1~2 次，5 日为 1 个疗程。

【功效主治】主治痛风性关节炎引起手足冷痛者。

羌独二藤汤

【组成】忍冬藤 150g，鸡血藤 150g，当归 20g，牛膝 20g，羌活 100g，独活 100g。

【制法用法】水煎取汁，倒入 39℃~50℃的热水中。每日沐浴 1 次，每次 15~30 分钟。

【功效主治】适用于痛风。

活血补肾汤

【组成】川牛膝 50g，续断 120g，狗脊、独活、防风、桂枝、巴戟、胡芦巴各 200g，赤芍 60g，鸡血藤 40g，川芎 30g，当归 15g。

【制法用法】上药煎水浴身。每日 1 次。

【功效主治】适用于痛风。

四藤通络汤

【组成】桑枝 500g，络石藤 200g，海风藤、豨莶草各 100g，忍冬藤、海桐皮、鸡血藤各 60g。

【制法用法】上药煎水浴身。每日 1 次。

【功效主治】适用于痛风。

五枝汤

【组成】桑枝、槐枝、椿枝、桃枝、柳枝各 30g。

【制法用法】上药研细，更以麻叶一把，水适量煎，去渣取汁。淋洗，洗毕宜就寝，不可见风。每日 1 次。

【功效主治】适用于痛风一切筋骨疼痛。

补肾通络汤

【组成】鸡血藤 150g，续断、狗脊、羌活、独活、防风、苏木各 100g，川芎、牛膝、儿茶、血竭、乌梢蛇各 60g，红花 30g，当归、制乳香、制没药各 20g。

【制法用法】煎水浴身。每日1次。

【功效主治】适用于痛风。

双骨洗剂

【组成】寻骨风50g，透骨草50g，排风藤（白英）50g，老鹳草50g，青蒿50g，乳香10g，没药10g，儿茶10g，血竭6g。

【制法用法】将上药加水适量，共煎30分钟，趁热浸泡患处。每日2次，15日为1个疗程。

【功效主治】适用于痛风疼痛剧烈者。

四妙散配合中药熏洗

【组成】海风藤50g，海桐皮50g，忍冬藤50g，宽筋藤50g，桂枝30g，红花20g，归尾20g。

【制法用法】加水适量煎煮药液，用毛巾浸药液熏洗患处。每日1次，每次30分钟。每10天为1疗程，治疗1~3个疗程。

【功效主治】清热利湿，化瘀通络。适用于痛风。

三妙散合白虎汤

【组成】生石膏50g，赤芍25g，山慈菇、忍冬藤、连翘各20g，知母、防己、桑枝、秦艽、木瓜、黄柏、苍术、川牛膝各15g。

【制法用法】将药物水煎外洗，将煎好的药液倒入足浴器中加热，设定温度39℃，同时予振动、按摩、磁疗恒温循环冲浪，足底搓脚按摩每次30分钟。每日1次，疗程1周。

【功效主治】清热利湿，祛风通络。适用于急性痛风性关节炎（风湿热痹型）。

黄芪汤

【组成】黄芪 20g，独活、续断、川牛膝、杜仲、防风、生姜片、人参、当归、熟地各 15g。

【制法用法】对膝关节、指（趾）关节等方便的部位，可于温度适中时浸于药水中泡洗，腰肩部等大关节可用毛巾蘸药水搓洗，并辅以按摩。每天 1~2 次。

【功效主治】祛风利湿，散寒止痛。适用于痛风性关节炎（风寒湿痹型）。

湿风痛风汤

【组成】石楠叶、马鞭草、辣蓼各 50g。

【制法用法】煎汤浸洗。日 1 次。

【功效主治】祛风除湿，散寒通络。适用于痛风性关节炎（风寒湿痹型）。

小贴士

中医对痛风常用的治法

1. 祛寒除湿通痹法

本法适用于痛风属风寒湿痹型。临床见关节剧痛，屈伸不利，遇冷加重，得热暂安，或呈游走性疼痛；或疼痛剧烈，痛处不移；或肢体关节重着，肿胀疼痛，肌肤麻木，阴雨天加重，舌苔薄白，脉弦紧或弦缓。方用乌头汤合薏苡仁汤。药物：制乌头（先煎）6~10g，麻黄（先煎）10g，黄芪、薏苡仁各30g，白芍15g，当归、川芎、苍术、甘草各10g，蜂蜜适量。

2. 祛风清热利湿法

本法适用于痛风属风湿热痹型。临床见关节红、肿、热、痛，痛不可触，遇热痛甚，得冷则舒，病势较急，兼发热，口渴，心烦，汗出不解，舌质红，苔黄或黄腻，脉滑数。方用白虎加桂枝汤。药物：石膏（先煎）、忍冬藤各30g，知母、黄柏、苍术、牛膝、桑枝、地龙、生地黄各15g，桂枝、栀子、乳香各10g，甘草6g。

3. 清热解毒活血法

本法适用于痛风属热毒痹型。临床见关节红肿，焮热跳痛，不可触近，更不能转侧，皮下红斑，发热寒战，心烦，口渴，溲黄、大便干，舌质红，苔黄，脉弦滑数。方用四妙勇安汤。药物：生地黄、金银花、毛冬青、白花蛇舌草各30g，赤芍、玄参、牡丹皮、当归、牛膝各15g，甘草10g。

4. 清热散寒通络法

本法适用于痛风属寒热错杂痹阻型。临床多见于本病由急性期向稳定期过渡阶段，关节冷痛或关节灼热疼痛，舌质淡红，苔薄白或黄，脉弦数或缓。方用桂枝芍药知母汤。药物：麻黄（先煎）、桂枝、制附子（先煎）各6g，赤芍、白术、防风、知母、黑料豆各12g，制乳香、制没药、苏木各10g，全蝎6g。

5. 活血化瘀祛痰法

本法适用于痛风属痰瘀互结痹阻型。临床见痹证日久不愈，关节肿痛，反复发作，时轻时重，甚至关节肿大，僵直畸形，屈伸不利，或皮下结节，破溃流浊，舌紫暗或有瘀点、瘀斑，舌苔白腻或厚腻，脉弦涩。方用桃红饮。药物：当归、川芎、桃仁、红花、赤芍、威灵仙各10~15g，制半夏、制天南星、山慈菇各20g，全蝎6~10g，蜈蚣2条，甘草6g。

6. 益气养血蠲痹法

本法适用于痛风属气血两虚痹阻型。临床见久痹不愈，反复发作，或呈游走性痛，或呈酸楚重着，甚至关节变形，活动不利，腰脊酸痛，神疲乏力，气短自汗，面色㿠白，舌淡苔薄白，脉细或细弱。方用独活寄生汤。药物：黄芪、桑寄生各15~30g，熟地黄、白芍、当归、川芎、白术、茯苓、薏苡仁、杜仲、川芎、防风、独活、秦艽、牛膝各10~15g，人参、肉桂各5~10g，细辛1.5~3g，甘草6g。

7. 温阳补肾蠲痹法

本法适用于痛风属脾肾阳虚痹阻型。临床见反复发作关节疼痛，时轻时重，关节屈伸不利，活动受限，或肿胀变形，气短乏力，头晕，喜暖恶寒，腰膝酸软，小便清长，舌质淡，苔薄白，脉细弱。方用桂附地黄丸。药物：山药、山茱萸、熟地黄、牛膝、当归、白术、豨莶草、黄芪各15g，制附子（先煎）、当归、杜仲、独活各12g，肉桂、甘草各6g。

8. 滋补肝肾蠲痹法

本法适用于痛风属肝肾阴虚痹阻型。临床见关节反复发作疼痛，致使关节拘挛，局部红、肿、热、痛，疼痛多在夜间加重，头晕耳鸣，目眩烦躁，手足心热，多梦，舌红少苔，脉细数。方用知柏地黄丸。药物：熟地黄、菟丝子、桑寄生各30g，知母、黄柏、泽泻、茯苓各15g，女贞子、狗脊、山茱萸、牡丹皮、生地黄、牛膝、杜仲、枸杞子、乳香各10g，甘草6g。

痛风常识

痛风是一组嘌呤代谢紊乱，使细小针尖状的尿酸盐慢性沉积在关节滑膜、软骨及其他组织中，从而引起的反复发作性炎性疾病。其主要临床特点是体内尿酸产生过多或肾脏排泄尿酸减少，引起血中尿酸升高，形成高尿酸血症以及反复发作的痛风石沉积、痛风性关节炎等。症状为突发关节红肿、疼痛剧烈，累及肢体远端单关节，特别是以第一跖趾关节多见，常于24小时左右达到高峰，数日至数周内自行缓解，间歇期无明显症状，皮下可出现痛风石结节。随着病程延续，受累关节会持续性肿痛、活动受限，出现肾绞痛、血尿及排尿有结石、夜尿增多等症状。本病发病高峰为30~50岁，约95%为男性，5%女性常为绝经期后发病，且有较明显的家族遗传倾向。痛风根据其病情进展特征，一般可分为4期：无症状高尿酸血症期、急性发作期、无症状的间歇期及慢性期。

痛风发病，或症状单一，或表现复杂。根据其病因，中医辨证分型如下。

1. 风寒湿痹型

症见肢体关节冷痛、肿胀或重着，局部皮色不红，触之不热，关节屈伸不利，遇寒痛剧，得热痛减，或恶风发热，肌肤麻木不仁，小便清。舌质暗淡，苔薄白或白腻，脉弦紧或浮缓。

2. 风湿热痹型

症见关节疼痛，局部灼热红肿，得冷稍舒，痛不可触，可病及一个或多个关节，多伴发热，恶风，口渴，烦闷不安。苔黄腻，脉滑数。

3. 寒湿瘀阻型

症见关节疼痛，屈伸不利，遇冷加重，得热暂安，或呈游走性疼痛，或疼痛剧烈，痛处不移，或肢体关节重着，肿胀疼痛，肌肤麻木，阴雨天加重。舌苔薄白，脉弦紧或弦缓。

4. 湿热蕴结型

症见下肢关节突然红肿热痛，拒按，触之局部灼热，得凉则舒，伴发热口渴，心烦不安，小便黄。舌红，苔黄腻，脉滑数。

5. 瘀热阻滞型

症见关节红肿刺痛，局部肿胀变形，屈伸不利，肌肤色紫暗，按之稍硬，肌肤干瘪，肢色暗黑。舌质紫暗，有瘀斑，苔薄黄，脉细涩或沉弦。

6. 痰浊阻滞型

症见关节肿胀，甚则关节周围漫肿，局部酸麻疼痛，伴目眩，面浮，足肿，胸脘痛闷。舌胖发暗，苔白腻，脉缓或弦滑。

7. 痰瘀痹阻型

症见关节肿痛，反复发作，时轻时重，甚至关节肿大，僵直畸形，屈伸不利，或皮下结节，破溃流浊。舌紫暗或有瘀点、瘀斑，苔白腻或厚腻，脉弦涩。

8. 湿浊蕴结型

症见关节疼痛停止，但血尿酸偏高，疲倦乏力，少气懒言，四肢困重。舌苔白腻，脉沉。

9. 气血亏虚型

症见日久不愈，反复发作，关节游走性痛，或酸楚重着，甚至关节变形，活动不利，腰脊酸痛，神疲乏力，气短自汗，面色㿠白。舌淡，苔薄白，脉细或细弱。

10. 肝肾阴虚型

症见关节反复发作疼痛，致使关节拘挛，局部红肿热痛，疼痛多在夜间加重。伴头晕耳鸣，目眩烦躁，手足心热，多梦。舌红少苔，脉细数。

11. 肝肾阳虚型

症见关节疼痛，时轻时重，关节屈伸不利，活动受限，或肿胀变形。气短乏力，头晕，喜暖恶寒，腰膝酸软，小便清长。舌质淡，苔薄白，脉细弱。

12. 脾肾阳虚型

症见关节疼痛反复发作，时轻时重，关节僵硬、畸形，活动不利，皮下结节，畏寒怕冷，疲倦乏力。伴气短乏力，头晕，喜暖恶寒，腰膝酸软，小便清长。舌淡，苔薄白，脉细。

参考书目

《寿世保元》　　　　　　　　　　中医杂志

《医方考》　　　　　　　　　　　黑龙江中医药

《丹溪治法心要》　　　　　　　　浙江中医杂志

《脉因证治》　　　　　　　　　　福建中医药

《简明医彀》　　　　　　　　　　广西中医药

《备急千金要方》　　　　　　　　河北中医

《奇效良方》　　　　　　　　　　白求恩医科大学学报

《解围元薮》　　　　　　　　　　中国中西医结合杂志

《施丸端效方》　　　　　　　　　陕西中医

《金匮翼》　　　　　　　　　　　江西中医药

《证治准绳·类方》　　　　　　　云南中医中药杂志

《世医得效方》　　　　　　　　　中国中医药信息杂志

《明医指掌》　　　　　　　　　　上海中医药杂志

《古今医鉴》　　　　　　　　　　甘肃中医

《医门法律》　　　　　　　　　　实用中医药杂志

《校注医醇賸义》　　　　　　　　中医研究

《医学妙谛》　　　　　　　　　　中医函授通讯

《医学传灯》　　　　　　　　　　上海医学

《医方集宜》　　　　　　　　　　吉林中医药

《太平惠民和剂局方》　　　　　　中药材

《太平圣惠方》　　　　　　　　　四川中医

《普济本事方》　　　　　　　　　湖南中医学院学报

《仁斋直指方论（附补遗）》　　　甘肃中医学院学报

《药膳全书》　　　　　　　　　　新疆中医药

《中医治验·偏方秘方大全》　　　中国乡村医生

《偏方大全》　　　　　　　　　　中国中医急症

《当代中药外治临床大全》　　　　贵阳中医学院学报

辽宁中医杂志　　　　　　　　　　湖南中医药导报

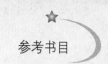

参考书目

云南中医学院学报	中医药研究
浙江中医学院学报	陕西中医函授
中医外治杂志	中医药学报